ORL

Ophtalmologie

Chirurgie maxillofaciale et stomatologie

Dans la même collection

Deuxième édition en 2012

- Cancérologie – Oncohématologie – Hématologie
- Cardiologie – Chirurgie cardiovasculaire – Lecture et interprétation de l'électrocardiogramme
- Dermatologie – Endocrinologie – Nutrition et diabète
- Gynécologie-obstétrique
- Hépato-gastroentérologie - Chirurgie viscérale et cardiothoracique – Néphrologie – Urologie
- Infectiologie – Parasitologie
- Lecture critique d'article
- Médecine générale – Médecine légale – Médecine du travail – Santé publique
- Neurologie – Pneumologie
- Pédiatrie
- Psychiatrie – Gériatrie
- Rhumatologie – Orthopédie – Médecine physique et de réadaptation – Traumatologie
- Urgence – Réanimation – Anesthésie – Douleur

- 52 cas cliniques transversaux, 1re édition

Et aussi

Vous pourrez consulter avec profit les ouvrages de la collection « ECN Med », **mise à jour en 2012 :**

- Cardiologie
- Gynécologie-obstétrique – Endocrinologie – Nutrition
- Hématologie – Cancérologie
- Hépato-gastroentérologie – Chirurgie digestive
- Maladies infectieuses – Dermatologie
- Néphrologie – Urologie
- Neurologie – Gériatrie
- ORL – Ophtalmologie – Stomatologie
- Orthopédie – Rééducation – Rhumatologie – Médecine interne
- Pédiatrie
- Pneumologie – Anesthésie-Réanimation
- Psychiatrie
- Santé publique – Thérapeutique – Médecine légale – Médecine du travail – LCA – Maladies rares

CAS CLINIQUES POUR L'ECN

DCEM2 - DCEM3 - DCEM4

Collection dirigée par
Jean-Jacques Lehot (PU)
et Xavier Ricaud (IHP)

ORL

Ophtalmologie

Chirurgie maxillofaciale et stomatologie

Éditions Pradel

PRADEL
Wolters Kluwer France
1, rue Eugène et Armand Peugeot
92856 RUEIL-MALMAISON CEDEX

ISBN 978-2-36110-015-5

LES AUTEURS

ORL

Marc Foucher
Chef de clinique-assistant
Service ORL et chirurgie cervico-faciale
Hôpital de la Croix-Rousse, Lyon

Jean-Christian Pignat
Professeur des universités
Service ORL et chirurgie de la face et du cou
Hôpital de la Croix-Rousse, Lyon

Ophtalmologie

Xavier Ricaud
Interne de spécialité
Service de chirurgie ophtalmologique
Centre hospitalier national d'ophtalmologie des Quinze-Vingt, Paris

Chirurgie maxillofaciale et stomatologie

Jean-Luc Béziat
Professeur des universités
Service ORL et chirurgie de la face et du cou
Hôpital de la Croix-Rousse, Lyon

Arnaud Gleizal, assistant chef de clinique, service ORL et chirurgie de la face et du cou à l'hôpital de la Croix-Rousse (Lyon) a co-rédigé avec le professeur Béziat les cas cliniques de chirurgie maxillofaciale et stomatologie pour la première édition du présent ouvrage.

Olivier Merrot, praticien hospitalier, service ORL et chirurgie de la face et du cou à l'hôpital de Croix-Rousse (Lyon) a co-rédigé avec le professeur Plignat les cas cliniques d'ORL pour la première édition du présent ouvrage.

Carole Burillon, professeur des universités, service d'ophtalmologie à l'hôpital Édouard-Herriot (Lyon) a rédigé les cas cliniques d'ophtalmologie pour la première édition du présent ouvrage.

Les auteurs remercient les personnes suivantes qui ont collaboré à cet ouvrage :
ORL
Marc Poupart, praticien hospitalier, service ORL et chirurgie de la face et du cou, Hôpital Croix-Rousse, Lyon
Pierre Fayoux, praticien hospitalier, service ORL et chirurgie de la face et du cou, Hôpital Huriez, Lille
Ophtalmologie
Docteur E. Costantini, assistante spécialiste, service d'ophtalmologie II, centre hospitalier national d'ophtalmologie des Quinze-Vingt, Paris

PRÉFACE DE LA DEUXIÈME ÉDITION

Cette collection est pilotée par des enseignants titulaires habitués à faire partie des jurys de concours nationaux. Aussi, ils souhaitent ajouter des recommandations à celles du CICN :

- *sur le fond,* les questions font souvent appel à des données physiopathologiques, diagnostiques, thérapeutiques, épidémiologiques, ainsi qu'à l'information des patients et aux aspects médicolégaux. Durant l'heure que le candidat consacre à chaque dossier, il faut commencer par lire l'ensemble des questions afin de sentir le fil conducteur de chaque dossier, et d'éviter les réponses doublons. Si besoin, plusieurs diagnostics doivent être évoqués, d'où il faut faire ressortir les plus fréquents ou les plus graves. Les jurys apprécient toujours les réponses argumentées se rapportant précisément au cas clinique. Pour la préparation du concours, les candidats peuvent avoir recours à des références émanant de la Haute Autorité de santé, de l'ANSM, du Centre national des concours d'internat (www.cnci.univ-paris5.fr), des conférences de consensus et des conférences d'experts des sociétés savantes (http ://www.bmlweb.org/consensus_lien.html) ;
- *sur la forme,* il est conseillé d'écrire très lisiblement. Surtout ne pas oublier que les correcteurs auront des centaines de copies à corriger en quelques heures, et qu'une présentation claire améliorera significativement le résultat final.

Il n'est pas nécessaire de faire de longues phrases, mais il faut faire apparaître le maximum de mots-clés. À l'intérieur de chaque question, on peut commencer par les points les plus importants, ou suivre un ordre chronologique en modulant les items par des mots tels que « surtout » ou « éventuellement ». Il faut se méfier des abréviations, nous vous conseillons de n'utiliser que celles mentionnées par le site du Centre national des concours d'internat comme « abréviations autorisées ».

Les difficultés relatives de chaque dossier sont cotées de 1 à 3 (certains cas cliniques plus difficiles peuvent être proposés afin de départager les candidats). Néanmoins, il faut garder en mémoire que chaque jury est « souverain » et peut privilégier un aspect du cas clinique en modulant le nombre de points pour chaque question, ou au contraire en comptant zéro à une question en cas d'erreur manifeste.

Un concours se préparant comme un marathon, les auteurs de cette collection vous souhaitent bonne course !

J.-J. Lehot et les enseignants
responsables des différents volumes
de la collection

LISTE DES ABRÉVIATIONS AUTORISÉES PAR LE CNCI

ACE : antigène carcino-embryonnaire
ACTH : *Adrenocorticotropic hormone* (corticotrophine, hormone corticotrope hypophysaire)
ADH : *Antidiuretic Hormone* (hormone antidiurétique, vasopressine)
ADN : acide désoxyribonucléique
AINS : anti-inflammatoire non stéroidien
ALAT : alanine amino transférase (TGP)
ALD : affection de longue durée
AMM : autorisation de mise sur le marché
AMPc : AMP cyclique
ANCA : *Antineutrophyloc Cytoplasmic Antibody* (anticorps anti cytoplasme des polynucléaires)
APGAR : *American Pediatric Groos Assessment Record*
APUD : *Amine Precursor Uptake and Decarboxylation* (groupe de cellules captant et décarboxylant des précurseurs d'amines)
ARN : acide ribonucléique
ARNm : ARN messager
ASA : classification du risque opératoire de l'American Society of Anesthesiologist
ASAT : aspartate amino transférase (TGO)
ASLO : antistreptolysine O
ATP : adénosine triphosphate
AVC : accident vasculaire cérébral
aVf, aVL, aVr : dérivations électrographiques unipolaires
AVK : antivitamine K
BCG : bacille de Calmette et Guérin
BK : bacille de Koch
BPCO : broncho pneumopathie chronique obstructive
CCMH : concentration corpusculaire moyenne en hémoglobine
CEC : circulation extracorporelle
CGMH : concentration globulaire moyenne en hémoglobine
CIVD : coagulation intravasculaire disséminée
CK : créatine kinase
CMV : cytomégalovirus
CO : monoxyde de carbone
CO_2 : dioxyde de carbone
CPK : créatine phosphokinase
CPK-BB : créatine phosphokinase isoenzyme BB
CPK-MB : créatine phosphokinase isoenzyme MB
CPK-MM : créatine phosphokinase isoenzyme MM
CRH : *Corticotropin Releasing Hormone* (hormone de libération de l'hormone corticotrope)
CRP : *C Reactive Protein* (protéine C réactive)
DCI : dénomination commune internationale
DHEA : déhydroépiandrostérone
DOPA : dihydroxyphénylalanine
EBNA : *Epstein-Barr Nuclear Antigen*
EBV : Epstein-Barr virus
ECBU : examen cytobactériologique des urines
ECG : électrocardiogramme
ECHO virus : *Enteric Cytopathogenic Human Orphan virus*
EEG : électroencéphalogramme
EFR : épreuve fonctionnelle respiratoire
ELISA : *Enzyme-Linked ImmunoSorbent Assay*
EMG : électromyographie
FiO_2 : fraction inspirée d'oxygène
FSH : *Follicle Stimulating Hormone* (hormone folliculostimulante)
gamma-GT : gamma-glutamyl transférase
GB : globule blanc
GH : *Growth Hormone* (hormone somatotrope)
GH-RH : *GH-Releasing Hormone* (hormone activatrice de l'hormone de croissance)
GR : globule rouge
GVH : *Graft Versus Host* (réaction du greffon contre l'hôte)
Hb : hémoglobine
HbA1C : hémoglobine glyquée
HbO_2 : oxyhémoglobine
HBPM : héparine de bas poids moléculaire
HCG : *Human Chorionic Gonadotrophin* (gonadotrophine chorionique)
HDL : *High Density Lipoproteins* (lipoprotéines de haute densité)
HELLP : *Hemolysis + Elevated Liver enzymes + Low Platelets*
HLA : *Human Leucocyte Antigen* (antigène d'histocompatibilité)
HPV : *Human Papillomavirus*
HTLV : *Human T cell Leukemia/Lymphoma Virus* (virus humain T lymphotropique)
IDR : intradermoréaction
IEC : inhibiteur de l'enzyme de conversion
Ig : immunoglobulines
IGF : *Insulin-like Growth Factor* (somatomédine)
IMAO : inhibiteur de la mono amine oxydase

INR : *International Normalized Ratio*
IRM : imagerie par résonance magnétique
IV : intraveineuse
LCR : liquide céphalorachidien
LDH : lactate déshydrogénsae
LDL : *Low Density Lipoprotein* (lipoprotéine de faible densité)
LH : *Luteinizing Hormone* (hormone lutéinisante)
LHRH : *Luteinizing Hormone Releasing Hormone* (gonadolibérine)
MALT : *Mucous Associated Lymphoid Tissue* (tissu lymphoïde associé aux muqueuses)
MNI : mononucléose infectieuse
MST : maladie sexuellement transmissible
NFS : numération formule sanguine
NK : *Natural Killer* (lymphocyte)
OAP : œdème aigu du poumon
OMS : Organisation mondiale de la santé
ORL : oto-rhino-laryngologie
PAN : périartérite noueuse
PaO_2 : pression artérielle partielle en oxygène
$PaCO_2$: pression artérielle partielle en dioxyde de carbone
PCR : *Polymerase Chain-Reaction*
PDF : produits de dégradation de la fibrine
PDGF : *Platelet-Derived Growth Factor* (facteur de croissance des plaquettes)
PMI : protection maternelle et infantile
PNB : polynucléaires basophiles
PNE : polynucléaires éosinophiles
PNN : polynucléaires neutrophiles
PSA : *Prostatic Specific Antigen*
QI : quotient intellectuel
QRS : complexe QRS
QSP : quantité suffisante pour
QT : segment QT
RAST : *Radio Allergo Sorbent Test* (dosage radio immunologique des IgE spécifiques d'un allergène)
Rh : rhésus
RMN : résonance magnétique nucléaire
SIDA : syndrome d'immunodéficience acquise
SRAS : syndrome respiratoire aigu sévère
T3 : triiodothyronine
T4 : thyroxine, tétraiodothyronine
TCA : temps de céphaline activée
TCK : temps de céphaline kaolin
TCMH : teneur corpusculaire moyenne en hémoglobine
TDM : tomodensitométrie (« scanner »)
TEP : tomographie par émission de positon
TGMH : teneur globulaire moyenne en hémoglobine
TGO : transaminase glutamo oxaloacétique
TGP : transaminase glutamo pyruvique
TNM : *classification Tumor Nodes Metastasis* (tumeur primitive, adénopathies régionales, métastases)
TP : taux de prothrombine
TPHA : *Treponema Pallidum Haemagglutination Assay*
TRH : *Thyrotropin Releasing Hormone* (protiréline)
TSH : *Thyroïd Stimulating Hormone* (thyréostimuline)
UI : unité internationale
UIV : urographie intraveineuse
VDRL : *Veneral Disease Research Laboratory* (réaction d'agglutination syphilitique)
VEMS : volume expiratoire maximum par seconde
VGM : volume globulaire moyen
VIH : virus de l'immunodéficience humaine (HIV, virus du sida)
VLDL : *Very Low Density Lipoproteins* (lipoprotéines de très faible densité)
VS : vitesse de sédimentation

›› *Examen national classant*

CE QU'IL FAUT FAIRE	CE QU'IL FAUT ÉVITER
SUR LE FOND	
• Bien lire l'énoncé • Élaborer les mots-clés essentiels d'une réponse bien ciblée sur l'énoncé • Rédiger la réponse en utilisant ces mêmes mots-clés avec des phrases courtes, en évitant à la fois le style télégraphique et le style trop littéraire • Connaître une vingtaine de mots-clés par sujet • Ces mots-clés doivent être assez précis (ex. : parler de « masque » au lieu d'« isolement aérien » pour la tuberculose pulmonaire) • Faire preuve de bon sens et d'adaptation au cas clinique • Connaître les points médicolégaux (faciles à intégrer dans la grille) • Connaître les vieux leitmotivs par cœur (ex : « tubage gastrique le matin à jeun 3 jours consécutifs ») • Ne pas négliger l'analyse des clichés radiologiques dans la préparation de l'ECN	• Phrases types, exemples : – « Mise en condition avec voie veineuse périphérique » – « Kinésithérapie respiratoire, prévention des complications thromboemboliques par HBPM, nursing » – les phrases ne contenant aucun mot-clé • Effets de mode qui peuvent agacer le correcteur à la 800e copie, exemples : – VIH dans toutes les questions – soutien psychologique dans la tuberculose en oubliant l'antibiothérapie – groupage sanguin et ACI systématiques – parler systématiquement d' « urgence » sans préciser les délais • Donner les posologies si l'on n'en est pas certain • Doser les β-HCG chez un homme de 88 ans avant de prescrire la rifampicine ! • Prescrire un arrêt de travail à un pensionnaire d'une maison de retraite !
SUR LA FORME	
• Écrire lisiblement • Utiliser les abréviations courantes (ECG, NFP), préciser entre parenthèses le sens des abréviations moins courantes • Faire 2 ou 3 colonnes augmente la lisibilité • Dans le doute, on peut écrire « à discuter » ou « voire »	• Écriture minuscule pour remplir la copie au maximum • Phrases longues • Faire une pseudo-ordonnance avec nom du médecin, datée, signée... • Répétitions à l'intérieur d'une même question

Pr. Ph. Douek, Pr. G. Kirkorian, Pr. J.-J. Lehot, 2012

MÉTHODOLOGIE DE RÉDACTION DES DOSSIERS CLINIQUES

›› *Examen national classant*

Trois épreuves de cas cliniques ainsi qu'une épreuve de lecture critique d'article (LCA) attendent les candidats de l'examen national classant. En parallèle des connaissances théoriques indispensables, la note finale va s'établir en fonction des capacités du candidat à organiser ses idées et à faire ressortir les points importants d'une manière concise et structurée. La « forme » devient alors aussi importante que le « fond ». C'est dans cet esprit qu'il faut travailler tout au long de l'année précédant l'examen, en s'entraînant en temps limité à rédiger de manière complète les dossiers. La méthodologie proposée ci-après reste une proposition, une « trame de travail », à adapter au cas par cas, en ayant pour objectif d'arriver le jour J avec sa propre méthode de rédaction, qui aura fait ses preuves tout au long des examens blancs et des séances d'entraînement...
Chaque épreuve de cas clinique dure 3 heures et est constituée de trois dossiers cliniques. Chaque dossier comporte quatre à dix questions.

❶ Survol rapide des trois dossiers : 3 minutes

- Pendant la lecture par un membre du jury des dossiers
- Lecture en diagonale
- Pour repérer les mots-clés qui vont évoquer le diagnostic et se rassurer
- 1 minute par dossier

❷ Une fois la lecture par le jury terminée, lire rapidement les trois dossiers (énoncé + questions) : objectif = choix de l'ordre dans lequel les sujets vont être traités : 5 minutes

- Énoncé : si des pièges apparaissent d'emblée, les surligner
- Questions : si des mots-clés semblent très importants les noter en face de la question correspondante ; attention, il ne s'agit en aucun cas de traiter le dossier au brouillon ni de réfléchir, il suffit juste de faire appel à sa « mémoire réflexe »
- Garder pour la fin le sujet sur lequel on semble le moins à l'aise
- Mais attention : s'imposer une heure par dossier, montre en main, et pas plus +++

❸ Phase de réflexion pour le premier dossier : 5 minutes minimum

- Relire l'énoncé attentivement en traquant les pièges
- Répondre sur le sujet pour se faire un « guideline » avec les mots-clés principaux et les « NPO » de ses fiches
- Ne faire en aucun cas un brouillon ni même un soupçon de rédaction sur le sujet

•••

- Cette phase doit durer au minimum 5 minutes. Il est évident qu'en fonction des habitudes des candidats, les durées des deux phases de réflexion et de rédaction seront variables ; il faut cependant s'astreindre à un minimum de réflexion pour éviter de partir « tête baissée » dans un hors sujet magistral...

❹ Vérification des concordances sujet/cahier couleur

- Fondamental
- Inutile de risquer deux « zéros » aux dossiers en voulant gagner... 30 secondes !

❺ Rédaction du premier dossier : 45 minutes

- La triade gagnante à toujours avoir en tête :
  - rester SIMPLE
  - STRUCTURER sa réponse : phrase d'introduction certes, mais après tiret/mot-clé puis phrase de conclusion
  - DISCUTER les questions à réponses « mitigées » en développant le pour, le contre et en adoptant une position finale claire
- Concernant la forme :
  - phrases courtes
  - faire ressortir ce qu'on pense être un mot-clé en début de ligne
  - une question par page : aérer la réponse pour faciliter le travail du correcteur
- Concernant le fond :
  - éviter les détails : ils montrent l'étendue du savoir mais ils induisent une perte de temps, une dilution de l'information essentielle, et par conséquent un risque de perte de points non pas par points négatifs mais par non cotation du mot-clé attendu
  - structurer vraiment sa réponse pour montrer la clarté du raisonnement sans pour autant entrer dans les stéréotypes « antibiothérapie double probabiliste large spectre après prélèvement bactériologique centrée sur tel germe... » si ce n'est pas vraiment la question posée
  - ne pas réciter son cours bêtement mais appliquer son « tuyau » au patient présenté, cas particulier dont il est question

❻ Relecture du premier dossier : 5 minutes

- Vérification rapide et automatique de l'orthographe
- Éventuellement souligner le plan, les mots-clés ; souligner est une arme à double tranchant : si les mots soulignés ne sont pas les mots-clés attendus et même si ceux-ci sont présents dans la copie, le correcteur risque de ne pas les voir car son attention sera entièrement centrée sur les mots soulignés...
- Pendant ce temps, en profiter pour relâcher la pression et faire une coupure nette « mentale » entre deux dossiers

❼ Retour à la case n° 3 pour le dossier 2 puis le 3

❽ Touche finale sur les 5 dernières minutes

- Relecture des trois dossiers en diagonale, surtout pour la mise en forme (deux couleurs autorisées : bleu et noir)
- Ne pas changer d'avis au dernier moment, la première impression est le plus souvent la bonne !

En somme pour le timing :

- 10 minutes de mise en condition + choix de l'ordre des sujets
- Par dossier : 55 minutes :
  - réflexion : 5 minutes minimum
  - rédaction : 45 minutes maximum
  - relecture : 5 minutes
- Touche finale : 5 minutes (l'annonce par le surveillant sert de repère...)
- Soit : 180 minutes...

J. Bacchetta, X. Ricaud, 2012

ORL

CAS CLINIQUE N° 1

L'enfant Loïc, 4 ans, vous est amené par ses parents pour écoulement nasal bilatéral, mucopurulent, associé à une température de 38,5 °C depuis 72 heures. Il dort très mal car il tousse beaucoup la nuit. Il n'existe pas d'antécédent particulier. Les parents de Loïc, qui est leur premier enfant, vous demandent de le surveiller à l'hôpital parce qu'ils sont très inquiets.

Questions

QUESTION N° 1

Comment s'appelle l'écoulement nasal responsable de la toux nocturne ?

QUESTION N° 2

Le médecin pédiatre élimine une complication générale. Complétez votre examen clinique ORL.

QUESTION N° 3

Votre examen est normal. Quel est le premier diagnostic à évoquer ?

QUESTION N° 4

Quel traitement préconisez-vous ?

QUESTION N° 5

Devant la répétition des rhinopharyngites avec persistance d'une respiration bouche ouverte quasi permanente, vous décidez de réaliser chez Loïc une ablation des végétations adénoïdes. Quel document légal est-il indispensable avant d'envisager cette chirurgie ?

QUESTION N° 6

Existe-il des cas où l'on peut se passer de ce document ?

Réponses

QUESTION N° 1 — **15** *points*

Une rhinorrhée postérieure	15

QUESTION N° 2 — **33** *points*

Examen de la cavité orale et de l'oropharynx :	5
à la recherche d'une pharyngite diffuse, avec amygdalite, vésicules sur le voile,	5
rhinorrhée	
Examen cervical :	
• palpation cervicale soigneuse complète	5
• à la recherche d'adénopathies	3
réactionnelles et/ou d'un adénophlegmon	
Examen otoscopique :	10
• bilatéral	3
• à la recherche d'une otite moyenne aiguë associée	2

QUESTION N° 3 — **17** *points*

Rhinopharyngite	10
aiguë,	5
virale	2

QUESTION N° 4 — **25** *points*

Traitement symptomatique :	
• désinfection rhinopharyngée au sérum physiologique plusieurs fois par jour	8
• apprentissage du mouchage	5
Traitement de l'hyperthermie :	6
• paracétamol en sirop adapté au poids de l'enfant	4
• renouvelable toutes les 4 heures	
Surveillance régulière de la température	2

QUESTION N° 5 — **5** *points*

Enfant mineur : autorisation parentale d'opérer obligatoire signée par les responsables légaux de l'enfant	5

QUESTION N°6 — **5** *points*

Oui. En cas d'urgence	5

RÉFÉRENCES

Société de pathologie infectieuse de langue française (SPLIF), Société française de pédiatrie (SFP), Groupe de patholigie infectieuse pédiatrique (GPIP) (2011) : **Antibiothérapie par voie générale en pratique courante dans les infections respiratoires hautes de l'adulte et de l'enfant (rhinopharyngite, angine aiguë, sinusite aiguë, otite moyenne aiguë).**

Garabédian EN, Bobin S, Monteil JP, Triglia JM. **ORL de l'enfant.** Paris : Flammarion Médecine-Sciences, 2006.

OBJECTIF PÉDAGOGIQUE

N° 77 : Angines et pharyngites de l'enfant et de l'adulte.

DIFFICULTÉ

1/3

CAS CLINIQUE N° 2

Monsieur Pierre F., âgé de 35 ans, vient vous consulter pour des douleurs sous-orbitaires gauches apparues il y a 48 heures. Il ne dort plus car sa température reste à 39 °C et les douleurs persistent malgré le paracétamol. Il mouche sale et dit avoir une mauvaise odeur dans le nez. Pas d'antécédent majeur en dehors d'une réaction cutanée lors d'un examen radiologique cérébral réalisé il y a 3 ans aux urgences après un accident de la route, et un épisode de pulpite il y a 4 mois, résolutif sous antalgiques.

Questions

QUESTION N° 1

Quel est votre diagnostic ?

QUESTION N° 2

Comment s'appelle cette sensation de mauvaise odeur ?

QUESTION N° 3

Comment affirmez-vous votre diagnostic ?

QUESTION N° 4

Quel bilan radiologique demandez-vous ?

QUESTION N° 5

Quel traitement prescrivez-vous ?

QUESTION N° 6

La guérison est rapide mais la pesanteur sinusienne gauche réapparaît progressivement en quelques mois malgré un autre traitement antibiotique ? Quel bilan réalisez-vous alors ?

QUESTION N° 7

Quel est le diagnostic le plus probable et quel est votre traitement ?

Réponses

QUESTION N° 1 — **12 *points***

Sinusite maxillaire aiguë,	9
unilatérale, gauche	3

QUESTION N° 2 — **5 *points***

Une cacosmie	5

QUESTION N° 3 — **13 *points***

Rhinoscopie antérieure après mouchage :	7
recherche de pus s'écoulant au méat moyen	5
gauche	1

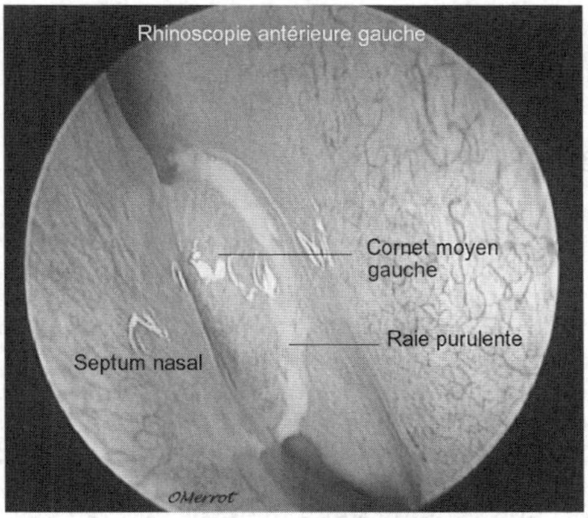

Rhinoscopie antérieure gauche. *(Voir la photographie en couleur au verso de la couverture.)*

QUESTION N° 4 — **15 *points***

Aucun bilan radiologique	10
Diagnostic clinique	5

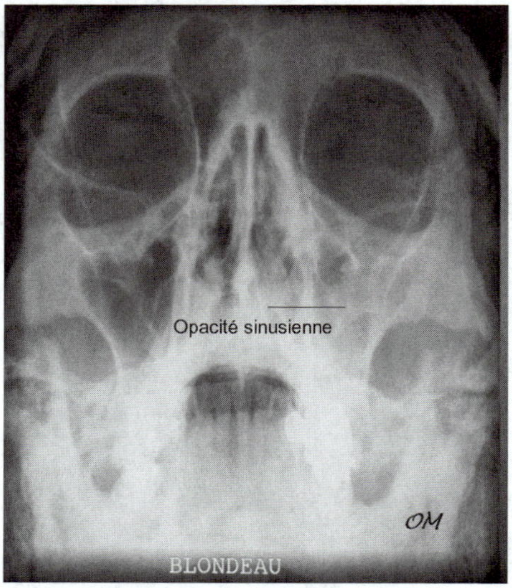

Radiographie de Blondeau

QUESTION N° 5 — **20** *points*

Traitement local : 1
- désinfection rhinopharyngée pluriquotidienne 3
- vasoconstricteurs locaux 3

Traitement antalgique : 1
- paracétamol : 2

à dose efficace par voie orale 2
- passage aux antalgiques de type II si inefficace 2

Corticothérapie orale, ... 3
en l'absence de contre-indication, en cure courte 2

Traitement antibiothérapique : monothérapie par voie orale, en l'absence de contre-indication, probabiliste pendant 8 à 10 jours 1

Surveillance clinique de l'efficacité du traitement (disparition des douleurs, apyrexie, diminution du mouchage)

QUESTION N° 6 — **22** *points*

Examen clinique :
- examen soigneux des dents au mieux par un dentiste (recherche d'un foyer infectieux chronique après épisode de pulpite) 5
- rhinoscopie antérieure (recherche de pus ou d'œdème réactionnel au méat moyen) 3
- palpation des points sinusiens (recherche de douleurs déclenchées)

Examen radiologique : TDM rhinosinusienne sans injection de produit de contraste car suspicion d'allergie, ou préparation antiallergique orale avant injection de produit (recherche de foyers intrasinusiens) 7

Orthopanthomogramme (radiographie panoramique des arcades dentaires) : 5
recherche de kystes ou de granulomes apicaux 2

0 à la question si la préparation antiallergique orale avant injection n'est pas précisée

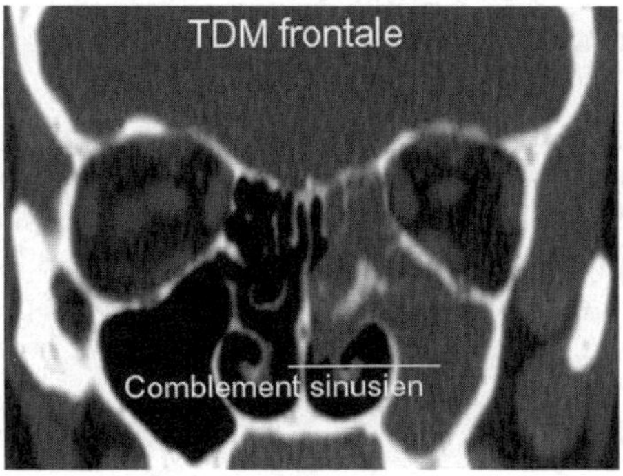

QUESTION N° 7 **13 *points***

Sinusite maxillaire gauche :	2
• chronique	3
• d'origine dentaire	2
Traitement spécialisé de la dent causale :	5
Si persistance malgré une guérison de la pathologie dentaire : chirurgie endonasale gauche de drainage, sous anesthésie générale (méatotomie moyenne)	1

RÉFÉRENCES

Société de pathologie infectieuse de langue française (SPLIF), Société française de pédiatrie (SFP), Groupe de pathologie infectieuse pédiatrique (GPIP) (2011) : **Antibiothérapie par voie générale en pratique courante dans les infections respiratoires hautes de l'adulte et de l'enfant (rhinopharyngite, angine aiguë, sinusite aiguë, otite moyenne aiguë).**

Tran Ba Huy P, Manach Y. **Les urgences en ORL.** Rapport de la Société française d'oto-rhino-laryngologie et de chirurgie de la face et du cou, 2002.

Société française de radiologie et Société française de biophysique et de médecine nucléaire (2005) : Le guide du bon usage des examens d'imagerie médicale en 2005. *www.anaes.fr*

OBJECTIF PÉDAGOGIQUE

N° 90 : Infections nasosinusiennes de l'enfant et de l'adulte.

DIFFICULTÉ

2/3

CAS CLINIQUE N° 3

Monsieur Fabian V., âgé de 44 ans, consulte pour une tuméfaction faciale droite apparue progressivement depuis plusieurs mois. Il n'a pas d'antécédent médicochirurgical particulier. Il vous explique qu'il a déjà présenté de multiples kystes sébacés cutanés faciaux enlevés par son dermatologue, mais que celui-ci n'est pas comme les autres... À l'examen, cette masse est ferme, indolore, bien ronde et non adhérente à la peau sous-jacente.

Questions

QUESTION N° 1

Commentez la photographie ci-dessous. *(Voir la photographie en couleur au verso de la couverture.)* Quel est le diagnostic le plus probable ?

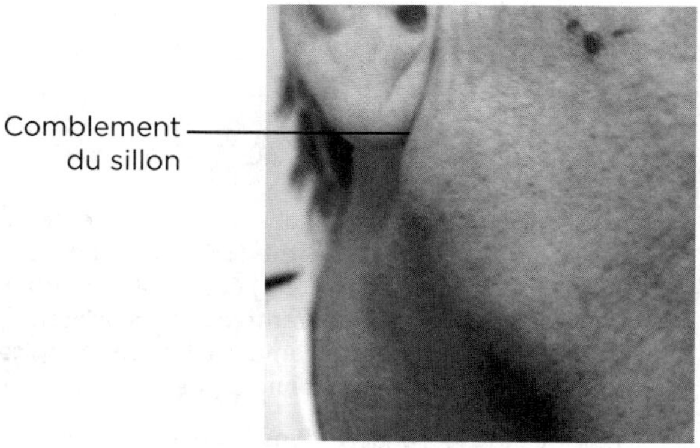

QUESTION N° 2

Quel bilan complémentaire pouvez-vous réaliser ?

QUESTION N° 3

Quel traitement proposez-vous ?

QUESTION N° 4

Quel est le risque principal de ce traitement ?

QUESTION N° 5

Le patient refuse le traitement car il a lu sur Internet qu'il avait sûrement une tumeur bénigne. De quel type de tumeur s'agit-il ? Qu'en pensez-vous ?

QUESTION N° 6

Quels éléments cliniques auraient pu vous faire évoquer une étiologie maligne ?

Réponses

QUESTION N° 1 — **18** *points*

Tuméfaction soulevant le lobule de l'oreille droite	8
Diagnostic : **tumeur de la parotide**	10

QUESTION N° 2 + Panoramique dentaire - — **26** *points*

Échographie parotidienne,	10
avec ponction guidée :	3

- confirmation de la nature intraparotidienne de la lésion
- approche du diagnostic anatomopathologique

IRM,	10
avec injection de gadolinium :	2

- confirmation de la nature intraparotidienne de la lésion
- recherche de localisations multiples ou controlatérales, atteinte du lobe profond

TDM avec injection de produit de contraste :	1

examen équivalent au précédent mais définition tissulaire moins bonne

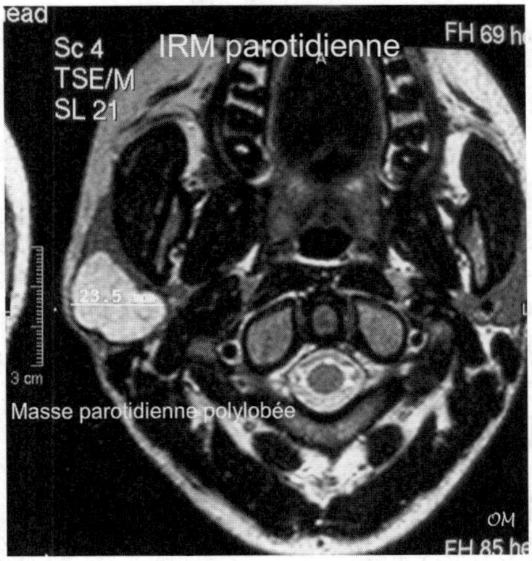

IRM de la glande – Lésion en hypersignal de la parotide de droite

Cet examen n'est absolument pas indispensable et certaines équipes (dont la nôtre) le réservent aux récidives, aux lésions à extension parapharyngée et/ou aux lésions atypiques à l'échographie.

QUESTION N° 3 **21 points**

Traitement chirurgical :	10
parotidectomie gauche conservatrice du nerf facial	5
Examen anatomopathologique définitif de la pièce opératoire	6

QUESTION N° 4 **15 points**

Paralysie faciale périphérique	10
gauche	5

QUESTION N° 5 **12 points**

Par argument de fréquence : **tumeur mixte** ou adénome pléiomorphe	6
Patient jeune en bon état général. Seul l'examen anatomopathologique de la pièce de parotidectomie conservatrice affirmera la bénignité de la tumeur	6
Une surveillance peut être envisagée en prévenant le patient du risque, même rare, de tumeur maligne	

QUESTION N° 6 **8 points**

Présence d'une paralysie faciale périphérique	2
Consistance dure	2
Évolution rapide	2
Douleurs	2

RÉFÉRENCES

Société française de radiologie et Société française de biophysique et de médecine nucléaire (2005) : **Le guide du bon usage des examens d'imagerie médicale en 2005.** *www.anaes.fr*

Dubreuil C, Pignat JC, Bolot G, Céruse P. **ORL**. Collection pour le praticien. Paris : Éditions Masson, 2002.

OBJECTIF PÉDAGOGIQUE

N° 270 : Pathologie des glandes salivaires.

DIFFICULTÉ

3/3

CAS CLINIQUE N° 4

L'enfant Estèle, âgée de 4 ans et demi, vous est amenée aux urgences de l'hôpital pour avis ophtalmologique. Elle présente une tuméfaction palpébrale gauche avec un écoulement périnarinaire homolatéral mucopurulent. Il n'existe pas de trouble de la mobilité oculaire. La maman vous explique que sa fille est enrhumée depuis quelques jours et que ce matin elle avait de la fièvre à 39 °C. *(Voir la photographie en couleur au verso de la couverture.)*

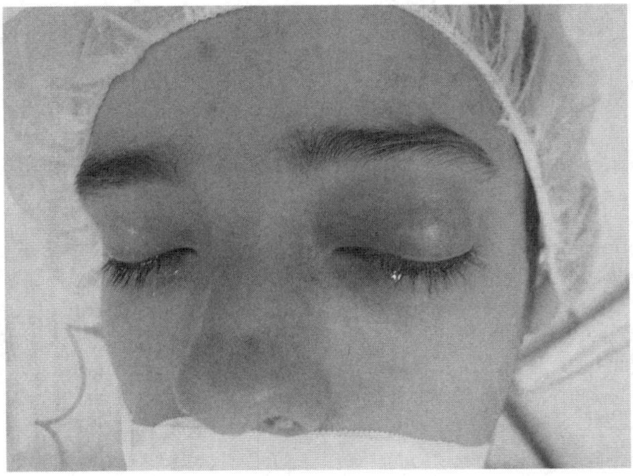

Questions

QUESTION N° 1

Quels sont les diagnostics différentiels principaux à évoquer devant ce tableau clinique ?

QUESTION N° 2

Quel est votre diagnostic le plus probable en voyant cette image et pourquoi ?

QUESTION N° 3

Quel examen complémentaire indispensable demandez-vous et pourquoi ?

QUESTION N° 4

Quel traitement proposez-vous ?

QUESTION N° 5

L'état général s'aggrave et Estèle ne peut plus bouger son œil. Quel est votre diagnostic et que faites-vous ?

QUESTION N° 6

Quelles sont les principales complications possibles ?

Réponses

QUESTION N° 1

	11 *points*
Ethmoïdite aiguë droite	2
Kératoconjonctivite	1
Dacryocystite aiguë	2
Cellulite d'origine dentaire	2
Piqûre d'insecte	2
Corps étranger intraoculaire	1
Érysipèle	1

QUESTION N° 2

	13 *points*
Ethmoïdite aiguë gauche préseptale, car :	6
• patiente âgée de 4 ans et demi	1
• apparition au décours d'une rhinopharyngite	2
d'un œdème palpébral unilatéral	1
• avec hyperthermie	1
• sans trouble de la mobilité oculaire (préseptale)	2

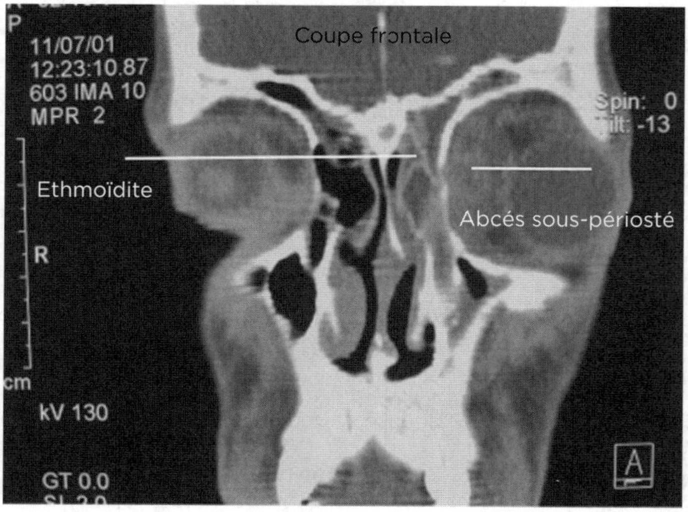

QUESTION N° 3

	35 *points*
Aucun examen complémentaire n'est requis ici	5
Devant l'absence d'anomalie ophtalmologique,	3
la TDM crâniofaciale avec injection de produit de contraste n'est pas obligatoire	5

Elle est néanmoins souvent réalisée devant l'inquiétude parentale et le spectre de la médicolégalité (en l'absence d'allergie) :

- recherche d'un abcès sous-périosté ... 5
- et/ou d'un abcès intraorbitaire ... 5

La TDM crâniofaciale s'impose devant toute baisse de l'acuité visuelle (avis ophtalmologique), mydriase, paralysie oculomotrice ou œdème très important

Bilan biologique, à la recherche de troubles hydroélectrolytiques ... 3

Bilan inflammatoire (CRP, VS) ... 3

Numération-formule sanguine avec plaquettes et bilan de coagulation sont utiles à la surveillance ... 3

Séries d'hémocultures à la recherche d'une bactériémie ... 3

QUESTION N° 4 — **21** *points*

Hospitalisation en pédiatrie pour surveillance et traitement ... 5

Pose d'une voie veineuse périphérique et rééquilibration hydroélectrolytique en fonction du ionogramme sanguin ... 2

Maintien à jeun avec nutrition parentérale adaptée en fonction de l'évolution clinique ... 3

En l'absence de contre-indication, antibiothérapie double : ... 2

- adaptée aux germes les plus fréquemment retrouvés : ... 1
Haemophilus influenzae sécréteur de bêtalactamases, *Staphylococcus aureus* et anaérobies
- par voie intraveineuse ... 1
- de type céphalosporine de 3e génération (céfotaxime) et fosfomycine
- jusqu'à obtention de l'apyrexie et la régression de l'œdème palpébral ... 2
- relais par voie orale pendant au minimum 8 à 10 jours ... 2

Traitement symptomatique de la fièvre et de l'obstruction nasale (paracétamol, lavage des fosses nasales et mouchage +++) ... 3

> ***Association possible à un imidazolé IV si suspicion forte d'anaérobies. Relais par voie orale par bêtalactamine (amoxicilline-acide clavulanique), pristinamycine.***

QUESTION N° 5 — **12** *points*

Abcès orbitaire sous-périosté compressif, ... 5

avec ophtalmoplégie ... 1

Indication chirurgicale de drainage : ... 2

- en urgence ... 2
- sous anesthésie générale (voie endonasale ou canthale interne)

Prélèvement bactériologique et antibiogramme afin d'adapter l'antibiothérapie ... 2

QUESTION N° 6 **8** *points*

Thrombophlébite du sinus caverneux	2
Cécité	2
Empyème cérébral	2
Récidive de l'ethmoïdite	1
Décès	1

RÉFÉRENCES

Tran Ba Huy P, Manach Y. **Les urgences en ORL.** Rapport de la Société française d'otorhinolaryngologie et de chirurgie de la face et du cou, 2002.

Garabédian EN, Bobin S, Monteil JP, Triglia JM. **ORL de l'enfant.** Tome 1. Paris : Flammarion Médecine-Sciences, 2006.

OBJECTIF PÉDAGOGIQUE

N° 90 : Infections nasosinusiennes de l'enfant et de l'adulte.

DIFFICULTÉ

2/3

CAS CLINIQUE N° 5

L'enfant Léo, âgé de 4 ans, vous est amené par sa maman car il présente depuis 72 heures le nez bouché, qui coule sans cesse et il tousse la nuit. Il n'a pas de fièvre et court dans votre cabinet. La maman fatiguée vous demande un traitement efficace et rapide car elle est réveillée toute la nuit.

Questions

QUESTION N° 1

Quel est votre diagnostic ? Justifiez.

QUESTION N° 2

Quel traitement spécifique prescrivez-vous ?

QUESTION N° 3

Quelques jours plus tard, Léo revient car cette fois il tousse toute la journée, se plaint de douleurs lorsqu'il mange et mouche jaune. Vous vérifiez sa température : 38,2 °C. La maman en a assez et vous réclame des antibiotiques car c'est ça la solution pour son fils ! D'ailleurs, elle lui a fait passer des radiographies et vous montre que « tous les sinus sont infectés »... Quel est votre diagnostic et qu'en pensez-vous ?

QUESTION N° 4

Mi-juin, Léo et sa maman reviennent vous voir car si l'hiver s'est à peu près bien passé, Léo ronfle énormément. Il est assis sur le fauteuil en face de vous, les traits tirés, avec de petits cernes sous les yeux. Sa maman le trouve un peu mou mais c'est la fin de l'année scolaire. Il dort bien mais le réveil est de plus en plus difficile. Léo est devenu ronchon mais il grandit... Il a peu d'appétit et « les grosses bouchées le font vomir », vous dit-elle. Que recherchez-vous à l'interrogatoire et à l'examen clinique ? Quel est votre diagnostic ?

QUESTION N° 5

Quel traitement lui proposez-vous ?

QUESTION N° 6

Dans quelles autres situations peut-on être amené à proposer une amygdalectomie ?

Réponses

QUESTION N° 1 — 11 *points*

Rhinite aiguë : ... 5
- virale ... 1
- banale

Devant :
- l'âge de l'enfant ... 1
- l'obstruction nasale, ... 1

avec rhinorrhée claire ... 1
- l'apyrexie ... 2

QUESTION N° 2 — 10 *points*

Aucun ... 4

Traitement symptomatique avec :
- lavage des fosses nasales ... 2
- éducation au mouchage ... 2
- paracétamol oral à dose adaptée ... 2

Lavage soigneux des mains car transmission souvent manuportée. Jeter les mouchoirs en papier après chaque utilisation ! Ne pas les garder dans les poches ! Maintenir l'enfant en léger procubitus (surélévation de son oreiller) pour la nuit afin de favoriser la déglutition des sécrétions muqueuses.

QUESTION N° 3 — 15 *points*

Rhinopharyngite ... 5

virale aiguë ... 1

Évolution fréquente de la rhinite virale ... 1

Les symptômes régressent en 8 à 10 jours avec traitement symptomatique ... 2

Explications à la maman de cette pathologie, maladie d'adaptation « physiologique », et de son évolution naturelle bénigne, avec les désagréments de l'encombrement lié à l'hypersécrétion muqueuse secondaire à l'infection virale ... 2

Pas d'antibiothérapie car la purulence des sécrétions n'est pas synonyme de germes mais de présence de polynucléaires neutrophiles altérés ... 2

Les comblements rhinosinusiens sont tout à fait banals en période de rhinopharyngite et témoignent juste d'une réaction œdémateuse de la muqueuse ... 2

QUESTION N° 4 — 40 *points*

À l'interrogatoire :
- asthénie matinale ... 5
- ronchopathie ... 3
- modifications du caractère ... 3
- inappétence ... 2

• respiration buccale prédominante	2
• qualité de l'audition subjective (résultats scolaires et attention en classe)	3
À l'examen :	
• faciès adénoïdien	2
• hypertrophie amygdalienne obstructive et jointive	3
• diminution du flux aérique nasal au miroir	1
• état du cavum exploré idéalement en fibroscopie souple	1
• palpation cervicale des adénopathies infracentimériques réactionnelles banales	1
• otoscopie au microscope avec vérification de l'absence d'épanchement rétrotympanique ou de rétraction	2
Diagnostic :	
• syndrome obstructif haut	5
• avec hypopnées du sommeil	2
• probablement secondaire à une hypertrophie adénoamygdalienne	5

L'examen impédancemétrique avec tympanogramme est souvent utile, en montrant une courbe de compliance tympanique aplatie. Il est idéalement associé à une évaluation audiométrique, de réalisation parfois plus délicate chez l'enfant (nécessité d'une équipe spécialisée avec un matériel adapté).

QUESTION N° 5

16 *points*

Adénoïdectomie	8
Amygdalectomie bilatérale	8
Sous anesthésie générale, au mieux avant la rentrée scolaire, après les vacances d'été	

QUESTION N° 6

8 *points*

Angines à répétition (plus de 4 par an)	4
Angines compliquées	4

RÉFÉRENCES

Société de pathologie infectieuse de langue française (SPLIF), Société française de pédiatrie (SFP), Groupe de pathologie infectieuse pédiatrique (GPIP) (2011) : **Antibiothérapie par voie générale en pratique courante dans les infections respiratoires hautes de l'adulte et de l'enfant (rhinopharyngite, angine aiguë, sinusite aiguë, otite moyenne aiguë).**

Garabédian EN, Bobin S, Monteil JP, Triglia JM. **ORL de l'enfant.** Tome 1. Paris : Flammarion Médecine-Sciences, 2006.

OBJECTIF PÉDAGOGIQUE

N° 77 : Angines et pharyngites de l'enfant et de l'adulte.

DIFFICULTÉ

1/3

CAS CLINIQUE N° 6

Madame Françoise C., secrétaire âgée de 50 ans, vous consulte car elle a le nez qui coule très clair, « comme de l'eau ». Elle a la sensation d'avoir toujours des difficultés à respirer par son nez et ronfle modérément. Elle ne sent pas bien les odeurs et cela dure depuis plusieurs années. Elle n'a pas d'antécédent médicochirurgical grave. L'examen rhinoscopique retrouve des petites masses translucides souples qui lui obstruent complètement les fosses nasales des deux côtés. Elle vient vous voir à la demande de son pneumologue car il a de plus en plus de mal à équilibrer son asthme. Elle présente plus fréquemment des infections avec encombrement bronchopulmonaire.

Questions

QUESTION N° 1

Définissez les troubles rhinologiques de cette patiente.

QUESTION N° 2

Quel diagnostic évoquez-vous dans ce contexte et pourquoi ?

QUESTION N° 3

Quel bilan préconisez-vous ?

QUESTION N° 4

Que pensez-vous de la réflexion du pneumologue ?

QUESTION N° 5

Quel traitement simple préconisez-vous en premier lieu et pourquoi ?

QUESTION N° 6

Le traitement est inefficace et la patiente a dû être hospitalisée en urgence pour dyspnée respiratoire avec dégradation de la fonction ventilatoire. Quel traitement envisagez-vous dans les suites de la prise en charge médicale ?

Réponses

QUESTION N° 1

10 *points*

Rhinorrhée aqueuse	5
Obstruction nasale bilatérale	3
Troubles osmiques	2

QUESTION N° 2

20 *points*

Polypose nasosinusienne, car :	10
• contexte rhinologique avec signes fonctionnels sus-décrits	2
• présence de polypes dans les fosses nasales	3
• évolution chronique de la pathologie	3
• association avec un asthme	2

QUESTION N° 3

20 *points*

Pas de bilan systématique indispensable	6
Recherche des traitements locaux déjà prescrits et de leur efficacité	5
Réalisation d'une tomodensitométrie rhinosinusienne, qui servira de référence en cas de chirurgie future	6
Recherche d'un terrain allergique surajouté à l'interrogatoire et consultation spécialisée si nécessaire	3

La polypose n'est pas une maladie allergique mais elle peut être associée à une rhinite allergique, qu'il faut savoir dépister

QUESTION N° 4

15 *points*

La relation nez-bronches est maintenant bien connue	5
Le maintien et/ou la restauration d'une fonction nasale optimale permet d'améliorer la fonction pulmonaire	10
Il faut donc traiter cette patiente pour ses problèmes rhinologiques	

QUESTION N° 5

25 *points*

Traitements locaux :	1
• hygiène nasale avec lavages locaux pluriquotidiens au sérum physiologique et/ou hypertonique	5
• vasoconstricteurs locaux en l'absence de contre-indication après le lavage et mouchage	2
• corticothérapie locale en pulvérisation après lavage, mouchage et application des vasoconstricteurs	6

Traitements généraux : 1

- en l'absence de contre-indication, devant la dégradation de la fonction pulmonaire et l'importance des signes rhinologiques, corticothérapie orale à 1 mg/kg/j en cure courte de 7 jours, à renouveler tous les mois pendant 3 mois 7
- réévaluation rhinologique après ce traitement 3

QUESTION N° 6 **15 *points***

Traitement chirurgical endoscopique avec ablation des polypes 8

sous couvert d'une préparation respiratoire périopératoire stricte 2

RÉFÉRENCE

Dubreuil C, Pignat JC, Bolot G, Céruse P. **ORL.** Collection pour le praticien. Paris : Éditions Masson, 2002.

OBJECTIFS PÉDAGOGIQUES

N° 198 : Dyspnée aiguë et chronique.

N° 115 : Allergies respiratoires chez l'enfant et chez l'adulte.

N° 113 : Allergies et hypersensibilités chez l'enfant et chez l'adulte : aspects épidémiologiques, diagnostiques et principes de traitement.

DIFFICULTÉ

3/3

CAS CLINIQUE N° 7

Jacqueline vous est adressée par son médecin référent pour des céphalées persistantes malgré les traitements multiples et variés entrepris. Étiquetées initialement migraine, ces douleurs crâniennes perdurent, sourdes et parfois insomniantes. Elle est hypertendue et si son cardiologue considère son traitement comme efficace... pas elle ! Depuis toujours, elle a le nez qui coule et qui gratte au printemps et, après environ 1 mois d'éternuements, tout rentre dans l'ordre. En dehors de ça, tout va bien même si son nez est souvent « bouché » et que parfois elle entend siffler dans sa poitrine. Elle est apyrétique.

Questions

QUESTION N° 1

Comment s'appelle la symptomatologie nasale printanière de cette patiente ?

QUESTION N° 2

Comment définissez-vous la symptomatologie respiratoire de cette patiente ? Quel bilan demandez-vous et pourquoi ?

QUESTION N° 3

Son médecin lui a dit que sa barrette irritait simplement son cuir chevelu mais elle a souvent mal en haut et à gauche du crâne, comme si son cœur frappait dans sa tête. Elle vient de passer un scanner prescrit par votre confrère avant la visite. Votre examen est peu informatif en dehors d'une muqueuse nasale hyperhémiée et œdémateuse. Il n'existe pas de pus visible. Que pensez-vous de l'image du sinus paranasal ?

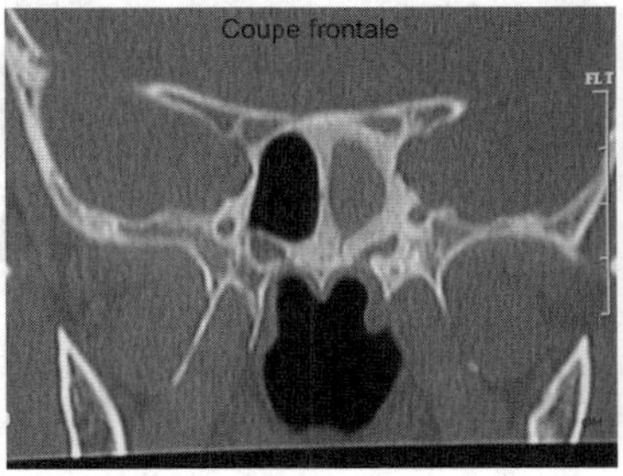

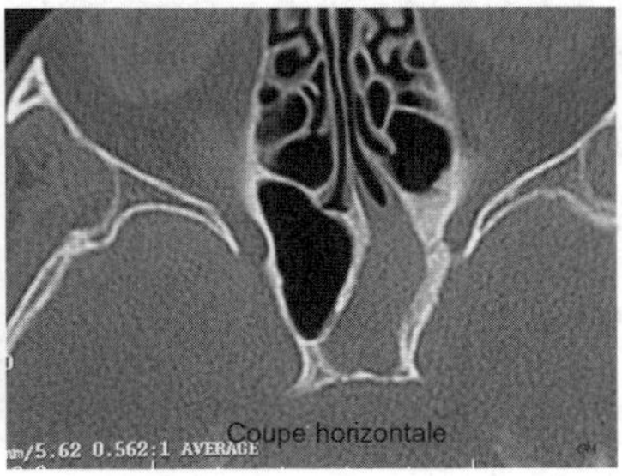

QUESTION N° 4

Quel est votre diagnostic ?

QUESTION N° 5

Quel traitement proposez-vous ?

QUESTION N° 6

Après 8 jours de traitement, alors que les signes avaient beaucoup régressé, elle revient vous voir la tête dans ses mains : « Votre traitement, docteur, ne marche pas ! Je ne dors plus la nuit et les médicaments contre la douleur sont inefficaces... » Qu'envisagez-vous pour soulager cette patiente ?

Réponses

QUESTION N° 1 — **14 points**

Rhinite allergique intermittente légère 10

Syndrome rhinitique (obstruction nasale, rhinorrhée claire, éternuements) peu invalidante 4

QUESTION N° 2 — **22 points**

Les sifflements thoraciques correspondent à des sibilants 10

Un avis pneumologique est indispensable : 3
- avec une exploration fonctionnelle respiratoire 5
- à la recherche d'une hyperréactivité bronchique, ... 4

spécifique ou non, nécessitant un traitement par inhalation en fonction de son retentissement

QUESTION N° 3 — **6 points**

Il s'agit d'une opacité du sinus sphénoïdal 5
gauche 1

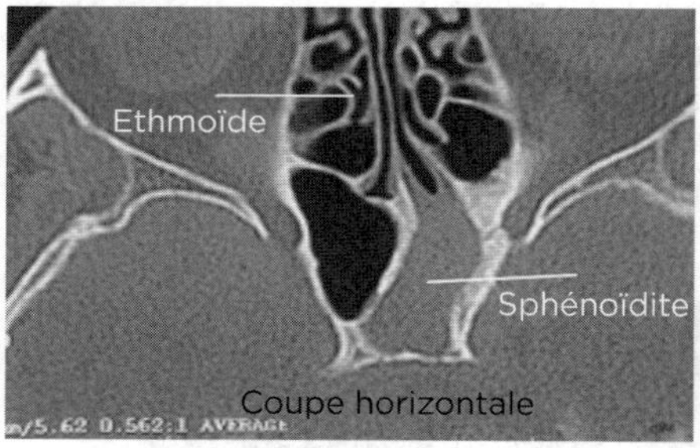

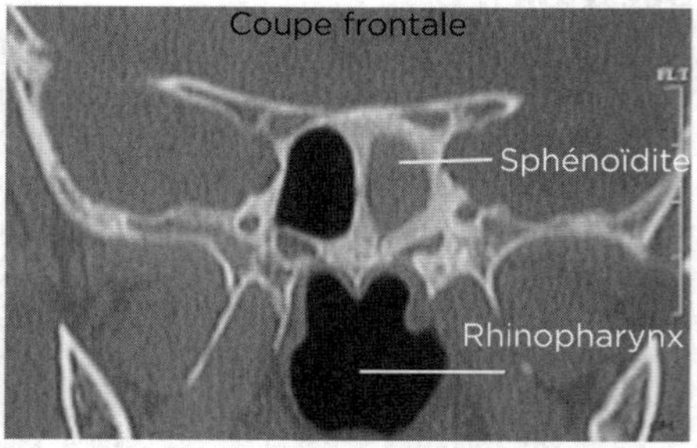

QUESTION N° 4 — **16 points**

Sphénoïdite chronique 10
gauche, ... 2
sur rhinosinusite allergique intermittente 4

QUESTION N° 5 — **17 points**

Traitement local de la rhinite allergique :
- lavage des fosses nasales 5

aux solutés salés hypertoniques 2
- décongestionnant local 4
- corticoïde local 3
- antihistaminique oral 3

Discuter une corticothérapie orale avec antibiothérapie probabiliste.

QUESTION N° 6 **25 points**

Hospitalisation en milieu spécialisé	2
En l'absence de contre-indication,	2
et devant l'inefficacité du traitement médical bien conduit :	4
• ouverture du sinus sphénoïdal (sphénoïdotomie) sous anesthésie (locale ou générale)	10
• avec prélèvements bactériologiques en vue d'une antibiothérapie adaptée	4
Surveillance	3

RÉFÉRENCES

Société de pathologie infectieuse de langue française (SPLIF), Société française de pédiatrie (SFP), Groupe de pathologie infectieuse pédiatrique (GPIP) (2011) : **Antibiothérapie par voie générale en pratique courante dans les infections respiratoires hautes de l'adulte et de l'enfant (rhinopharyngite, angine aiguë, sinusite aiguë, otite moyenne aiguë).**

Tran Ba Huy P, Manach Y. **Les urgences en ORL.** Rapport de la Société française d'oto-rhino-laryngologie et de chirurgie de la face et du cou, 2002.

OBJECTIF PÉDAGOGIQUE

N° 90 : Infections nasosinusiennes de l'enfant et de l'adulte.

DIFFICULTÉ

3/3

CAS CLINIQUE N° 8

Victor G. est un barman âgé de 55 ans qui vous consulte pour une « angine » traînante depuis quelques semaines... Il a reçu des antibiotiques et des médicaments contre la douleur sans grande efficacité. À l'interrogatoire, il existe effectivement des douleurs pharyngées diffuses augmentées par l'alimentation, plutôt latéralisées à droite et mal calmées par les antalgiques simples. Il a pris sa température il y a quelques jours, qui avoisinait 38 °C. Son poids habituel est de 85 kg et ce jour il pèse 79 kg.

À l'examen, les amygdales sont hypertrophiques et asymétriques mais le réflexe nauséeux prononcé chez ce patient gêne votre examen.

Questions

QUESTION N° 1

Quel antécédent essentiel concernant son mode de vie manque à l'interrogatoire ?

QUESTION N° 2

Comment appelle-t-on une douleur à la déglutition ?

QUESTION N° 3

Vous suspectez une pathologie évolutive. Laquelle et pourquoi ?

QUESTION N° 4

Quelle est sa nature histopathologique la plus probable ?

QUESTION N° 5

Comment complétez-vous en consultation votre examen clinique ? Que recherchez-vous ?

QUESTION N° 6

Demandez-vous des examens complémentaires ? Si oui, lesquels et pourquoi ?

Réponses

QUESTION N° 1 — **15** *points*

Recherche d'une intoxication mixte :

• alcoolisme	6
• et tabagisme	6
À chiffrer en grammes/jour et en paquets-année	3

QUESTION N° 2 — **5** *points*

Odynophagie	5

La gêne à la déglutition est la dysphagie. Tout signe unilatéral dans un contexte suspect doit conduire à des examens permettant d'éliminer un diagnostic de cancer.

QUESTION N° 3 — **25** *points*

Cancer des voies aérodigestives supérieures ou ORL, devant :	8
• sexe masculin	2
• âge moyen de survenue 50-55 ans	1
• profession exposée	2
• douleurs pharyngées :	2
– persistantes	2
– latéralisées	3
– avec dysphagie sévère	1
– car perte pondérale	2
Inefficacité des antalgiques	2

QUESTION N° 4 — **5** *points*

Carcinome épidermoïde	5

QUESTION N° 5 — **25** *points*

Examen de la muqueuse de l'ensemble de la cavité orale et de l'oropharynx à l'abaisse-langue avec éclairage frontal	5
Palpation mono- et bidigitale,	3
notamment de la langue et du plancher buccal,	1
ainsi que des loges amygdaliennes, à la recherche :	
• d'une induration suspecte	2
• saignante	2
• et douloureuse au contact	2
Palpation des aires ganglionnaires, à la recherche d'adénopathies métastatiques	3
Fibroscopie nasopharyngée	4
sous AL, pour visualiser le larynx (mobilité) et l'hypopharynx	1
Recherche d'un second cancer ORL synchrone	2

QUESTION N° 6

	25 *points*
Oui	1
Bilan d'extension local et locorégional	1
• Clinique	
– panendoscopie	2
– sous anesthésie générale	
– en l'absence de contre-indication	0,5
– avec palpation digitale +++	1
– et visualisation de la bouche de l'œsophage	
– schéma daté de la tumeur et des ganglions	2
permet de classer la tumeur (TNM)	1
– réalisation de biopsies multiples	2
pour affirmer le diagnostic de cancer	1
• Radiologique	
– tomodensitométrie cervicofaciale :	2
– avec injection, en l'absence de contre-indication	0,5
– à la recherche d'une extension profonde et/ou osseuse	1
et d'adénopathies métastatiques	1
Bilan d'extension général	1
• Recherche de cancers associés :	
– poumon	
– tomodensitométrie thoracique	2
avec injection de produit de contraste,	0,5
en l'absence de contre-indication	0,5
– fibroscopie bronchique ± biopsies	
– digestif, œsophagien	
– fibroscopie œsogastroduodénale,	2
en l'absence de contre-indication	0,5
– ± biopsies	
• Recherche de localisations tumorales primitives ou secondaires car cancers développés sur le même facteur de risque (alcoolotabagisme)	2
• Autres examens non systématiques (en fonction des signes d'appels) :	0,5
– échographie hépatique, radiographie osseuse centrée sur points douloureux ± scintigraphie osseuse, tomodensitométrie cérébrale...	

RÉFÉRENCE

Dubreuil C, Pignat JC, Bolot G, Céruse P. **ORL.** Collection pour le praticien. Paris : Éditions Masson, 2002.

OBJECTIFS PÉDAGOGIQUES

N° 140 : Diagnostic des cancers : signes d'appel et investigations paracliniques, stadification, pronostic.

N° 141 : Traitement des cancers : chirurgie, radiothérapie, chimiothérapie, hormonothérapie. La décision thérapeutique multidisciplinaire et l'information du malade.

N° 145 : Tumeurs de la cavité buccale et des voies aérodigestives supérieures.

N° 308 : Dysphagie.

DIFFICULTÉ

2/3

CAS CLINIQUE N° 9

Madame B. vient consulter, mi-octobre, pour une voix cassée persistante apparue au mois de septembre. Cette patiente, institutrice en maternelle, est âgée de 40 ans et n'a pas d'antécédent médicochirurgical majeur.

Questions

QUESTION N° 1

Comment s'appelle la pathologie présentée par cette patiente ? Donnez une définition.

QUESTION N° 2

Que recherchez-vous à l'interrogatoire ?

QUESTION N° 3

Quel est le diagnostic le plus probable et pourquoi ?

QUESTION N° 4

L'examen laryngoscopique retrouve un polype inflammatoire à l'union du tiers antérieur-tiers moyen de la corde vocale gauche. Confirmez-vous votre diagnostic ? Quel traitement proposez-vous ?

QUESTION N° 5

Alors que la voix était redevenue normale après les vacances de la Toussaint, elle revient vous voir car sa voix « se casse » à nouveau. Son médecin lui a prescrit des sachets pour des brûlures gastriques survenues pendant cette période. Elle est inquiète. Que lui proposez-vous ?

QUESTION N° 6

Dix mois plus tard, au mois de juin, Madame B. revient vous voir car sa voix de nouveau « déraille ». L'examen retrouve ce nodule de la corde vocale. Que faites-vous ?

Réponses

QUESTION N° 1 — **8** *points*

Dysphonie 5

Définition : modifications de la voix parlée (portant sur son timbre ou sur son intensité) 3

QUESTION N° 2 — **28** *points*

Tabagisme 10

Infections chroniques du rhinopharynx (rhinosirusite, amygdalite, pharyngite) 5

et du poumon (bronchite chronique) 5

Reflux gastro-œsophagien 5

Facteurs environnementaux (climatisation, contacts avec les animaux...) 3

QUESTION N° 3 — **24** *points*

Dysphonie par forçage vocal, devant : 15

- activité professionnelle (enfants en bas âge) 5
- période de rentrée des classes 2
- pas de contexte associé 2

QUESTION N° 4 — **18** *points*

Oui : 5

- rééducation vocale par orthophonie 10
- surveillance et contrôle après rééducation 3

QUESTION N° 5 — **18** *points*

Rassurer la patiente sur le caractère bénin de sa pathologie 5

Reprise de la rééducation orthophonique 5

Traitement empirique d'un reflux gastro-œsophagien par inhibiteurs de la pompe à protons 5

Conseils hygiénodiététiques (hydratation orale suffisante, alimentation adaptée peu irritante pour l'estomac, relaxation...) 3

QUESTION N° 6 — **4** *points*

Programmation d'une microlaryngoscopie en suspension d'exérèse de ce nodule, ... 2

après les vacances d'été, ... 1

avec reprise périopératoire de la rééducation orthophonique 1

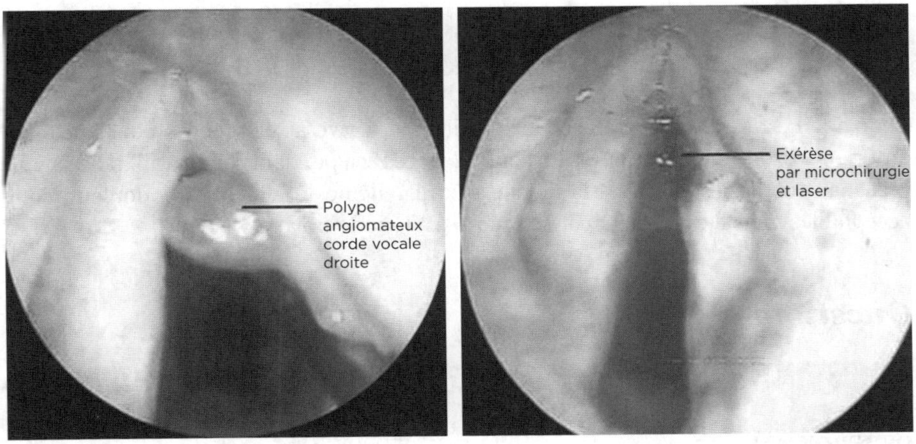

Vue endoscopique avant et après exérèse du polype. Sur la première image, on distingue bien le polype pédiculé sur le tiers antérieur de la corde vocale droite. Sur la seconde image, on visualise la zone d'exérèse, entraînant une cicatrice sur le bord libre de la corde vocale. *(Voir les figures en couleur au verso de la couverture.)*

RÉFÉRENCE

Dubreuil C, Pignat JC, Bolot G, Céruse P. **ORL.** Collection pour le praticien. Paris : Éditions Masson, 2002.

OBJECTIF PÉDAGOGIQUE

N° 337 : Trouble aigu de la parole. Dysphonie.

DIFFICULTÉ

1/3

CAS CLINIQUE N° 10

Ludovic M., 28 ans, sans antécédent particulier, arrive aux urgences pour épistaxis antérieure droite survenue après un coup à la face reçu pendant son travail. Il ne saigne plus mais son nez est dévié sur la gauche avec un œdème de la racine. Les douleurs sont acceptables mais il est inquiet car son nez « est tout de travers » !

Questions

QUESTION N° 1

Complétez votre examen clinique. Quel traitement préconisez-vous ?

QUESTION N° 2

Quelles sont les deux complications graves en dehors de l'épistaxis après une fracture des os propres du nez ? Comment les recherchez-vous ?

QUESTION N° 3

Quelques heures après votre consultation, il revient vous voir car son nez saigne à nouveau du côté gauche malgré sa compression bidigitale. Que faites-vous ?

QUESTION N° 4

Votre déméchage se passe bien mais Ludovic est hospitalisé en urgence, le soir, pour récidive importante de l'épistaxis gauche nécessitant un double tamponnement sous anesthésie générale. Le lendemain, il vous explique qu'en penchant sa tête en avant, il a senti le sang couler en haut et en avant dans son nez sans qu'il puisse l'arrêter. Que suspectez-vous comme étiologie expliquant la récidive ? Quelle prise en charge proposez-vous ?

QUESTION N° 5

Pensez-vous qu'une embolisation soit possible ? Pourquoi ?

QUESTION N° 6

Quel document important devez-vous rédiger lors de votre premier examen ?

Réponses

QUESTION N° 1 — 25 points

À l'interrogatoire, recherche de perte de connaissance initiale ... 3

À l'examen :
- palpation de l'ensemble des reliefs osseux crâniofaciaux, ... 2

à la recherche de douleurs exquises à la palpation (signant une fracture) ... 3

- examen de la mobilité oculaire ... 3

et des paires crâniennes ... 3
- examen de la cavité orale

et de la denture ... 4

Demande d'une photo récente afin de comparer l'état de la pyramide nasale osseuse avant et après traumatisme ... 1

Traitement symptomatique de la douleur et de l'œdème : ... 3
glace sur le nez ... 1

Programmation d'un geste chirurgical de réduction dans les jours prochains après fonte de l'œdème post-traumatique en cas de déviation importante ... 2

QUESTION N° 2 — 27 points

L'hématome de la cloison nasale : ... 5
- en raison du risque du chondrite secondaire par infection et surtout compression sous-périchondrale du cartilage par l'épanchement ... 3
- examen de la partie septale antérieure des fosses nasales ... 4

au spéculum bivalve (ou au Palmer) à la recherche d'un bombement uni- ou bilatéral ... 3

La fracture ouverte : ... 5
- en raison du risque septique et d'ostéochondrite infectieuse ... 2
- l'examen cutané ... 3

visualise l'effraction cutanée avec exposition cartilagineuse et/ou osseuse ... 2

Une fermeture après nettoyage soigneux est indispensable si l'état local le permet

En effet, l'hématome siégeant sous le périchondre inextensible entraîne une compression chronique du cartilage septal conduisant à sa nécrose partielle. Le septum antérieur servant au maintien de la pointe nasale, celle-ci peut ptoser en cas de nécrose étendue. Une incision de drainage avec méchage suffit à guérir le patient et évite la récidive.

QUESTION N° 3 — 22 points

On fait asseoir le patient tête penchée en avant, ... 3

afin d'éviter les inhalations postérieures ... 1

Examen de la paroi postérieure, à la recherche d'une épistaxis postérieure ... 4

Contrôle tensionnel ... 2

Mouchage des caillots ... 4

Après anesthésie locale par un spray, en l'absence de contre-indication, réalisation d'un **méchage antérieur** (tamponnement) de la fosse nasale gauche 3

Contrôle antérieur et postérieur de l'absence de saignement 3

Prescription d'antalgique de type paracétamol 2

QUESTION N° 4 — **13 *points***

Épistaxis unilatérale gauche post-traumatique, ... 5
avec **lésion de l'artère ethmoïdale antérieure** 2

Prise en charge :
- déméchage sous anesthésie générale 3
- avec rhinoscopie sous optique 2
- et électrocoagulation par voie canthale interne de cette artère 1

QUESTION N° 5 — **8 *points***

Non 4

Car l'artère ethmoïdale est une branche de l'artère carotide ophtalmique et donc de la carotide interne : risque d'accident vasculaire ischémique lors de l'embolisation 4

QUESTION N° 6 — **5 *points***

Rédaction d'un certificat médical initial d'**accident du travail** 5

RÉFÉRENCES

Tran Ba Huy P, Manach Y. **Les urgences en ORL.** Rapport de la Société française d'oto-rhino-laryngologie et de chirurgie de la face et du cou, 2002.

Dubreuil C, Pignat JC, Bolot G, Céruse P. **ORL.** Collection pour le praticien. Paris : Éditions Masson ; 2002.

OBJECTIF PÉDAGOGIQUE

N° 313 : Épistaxis (avec le traitement).

DIFFICULTÉ

2/3

CAS CLINIQUE N° 11

Madame Françoise C., 78 ans, vient vous consulter car son nez saigne régulièrement tous les jours, depuis longtemps d'ailleurs, mais elle en a assez car elle est très fatiguée. Elle arrive tout juste à faire son marché tellement elle est essoufflée. Elle a un « gros cœur » mais prend bien le traitement du cardiologue même si elle doit uriner régulièrement. Elle est hypertendue, traitée efficacement, et ne prend aucun autre médicament. À l'examen, il existe des croûtes de sang séché qui obstruent les deux narines. Le pharynx est propre. *(Ces photographies sont en couleur au verso de la couverture.)*

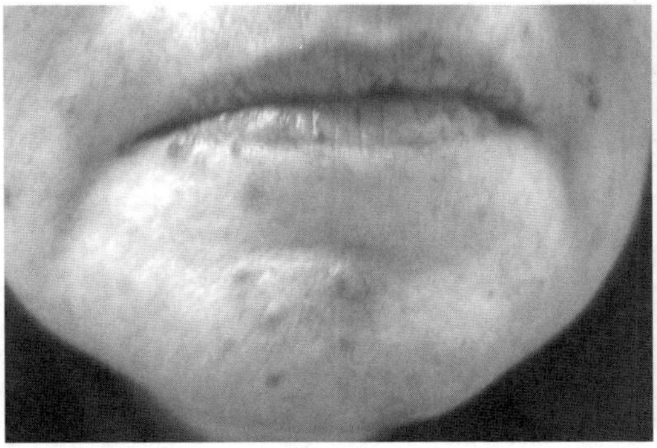

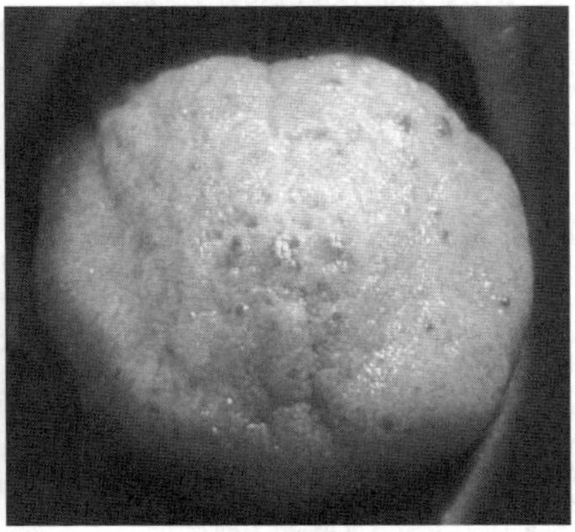

Questions

QUESTION N° 1

Quelle maladie générale suspectez-vous ?

QUESTION N° 2

Elle vous tend le bilan biologique récupéré aujourd'hui et prescrit par son généraliste : hémoglobine = 8 g/dL, VGM = 80 fl, fer sérique = 4 mmol/L (N = 5-25 µmol/L), ferritinémie effondrée, ionogramme sanguin et fonction rénale normaux. Quel est précisément votre diagnostic « biologique » ?

QUESTION N° 3

Quel traitement médical lui proposez-vous et pourquoi ?

QUESTION N° 4

Quelle est votre prise en charge ORL ?

QUESTION N° 5

Quel bilan plus complet réalisez-vous et pourquoi ?

Réponses

QUESTION N° 1 — 10 points

Télangectasies héréditaires (maladie de Rendu-Osler)	10

QUESTION N° 2 — 15 points

Anémie	5
microcytaire,	3
par **carence martiale**,	3
sur hémorragie chronique	4

QUESTION N° 3 — 32 points

Hospitalisation	5
Traitement général de l'anémie : traitement martial adapté	8
• avec discussion d'une transfusion de culots globulaires, étant donné :	8
• l'âge de la patiente	2
• la dyspnée mal tolérée	2
• sur un terrain cardiaque fragile	2
Soutien psychologique +++	5

QUESTION N° 4 — 15 points

Traitement symptomatique de l'épistaxis :	
• pas de décroûtage à la pince	6
• humidification douce des fosses nasales au sérum physiologique (cotons humides à l'entrée du nez)	2
• ramollissement des croûtes	2
• compression bidigitale prolongée en cas d'hémorragie,	3
tête penchée en avant	2
• et appel du médecin traitant	

QUESTION N° 5 — 18 points

Bilan hépatique et pneumologique, à la recherche de fistules et/ou d'angiomes parenchymateux	10
Dépistage et suivi de l'**évolution**	5
Bilan génétique et familial	3

RÉFÉRENCE

Dubreuil C, Pignat JC, Bolot G, Céruse P. **ORL.** Collection pour le praticien. Paris : Éditions Masson, 2002.

OBJECTIFS PÉDAGOGIQUES

N° 223 : Angiomes.
N° 313 : Épistaxis (avec le traitement).

DIFFICULTÉ

3/3

CAS CLINIQUE N° 12

Marc, 3 ans, vous est amené aux urgences à 20 heures car il a mal à son oreille droite depuis hier et son nez coule sale depuis 8 jours. Il a commencé l'école depuis 2 mois et sa mère a déjà vu le médecin 3 fois car il est toujours enrhumé. L'examen otoscopique de Marc retrouve un tympan discrètement dépoli à gauche et à droite ; le tympan est rosé, parcouru par des petits vaisseaux, les reliefs normaux sont respectés et il n'existe pas de bombement. Il n'a pas de fièvre mais sa maman lui a donné du paracétamol ce matin.

Questions

QUESTION N° 1

Quel est votre diagnostic ?

QUESTION N° 2

Quel est votre traitement ?

QUESTION N° 3

Après 48 heures de traitement, l'état du petit Marc s'aggrave, ses yeux sont collés et sa température est maintenant à 38,5 °C. Il est endormi dans les bras de sa mère la main sur son oreille droite. L'otoscopie modifiée retrouve une inflammation tympanique avec un bombement et une disparition du triangle lumineux *(voir la photographie en couleur au verso de la couverture)*. Quel est votre diagnostic précis et pourquoi ?

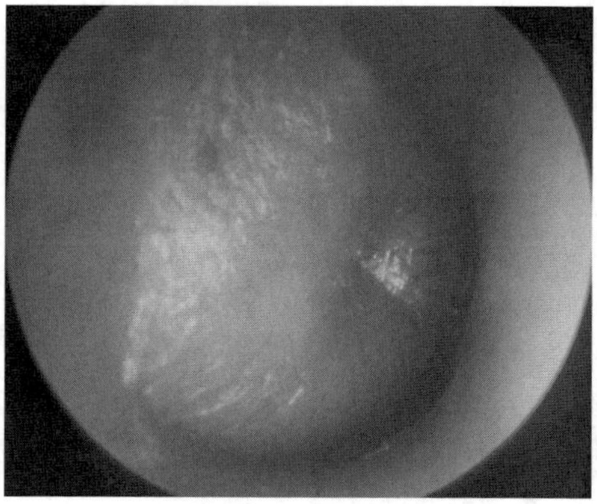

QUESTION N° 4

Quel est votre traitement ?

QUESTION N° 5

Cinq jours après la fin du traitement, Marc présente à nouveau de la fièvre et des douleurs et son médecin lui a demandé de reprendre son antibiotique. Qu'en pensez-vous ?

QUESTION N° 6

Quels sont les agents microbiens les plus fréquemment en cause dans cette affection ?

Réponses

QUESTION N° 1 — **15** *points*

Otite moyenne aiguë congestive	10
droite,	1
sur rhinopharyngite	4

QUESTION N° 2 — **16** *points*

Traitement symptomatique :	
• lavage des fosses nasales au sérum physiologique	8
• paracétamol à dose adaptée et répétée	3
Surveillance et nouvel examen si aggravation de l'état général	5

QUESTION N° 3 — **26** *points*

Otite moyenne aiguë	8
purulente	2
droite	1
à *Haemophilus influenzae*	2
Devant :	
• otalgie droite fébrile persistante	4
• altération de l'état général	3
• aspect otoscopique	3
• conjonctivite associée	3

QUESTION N° 4 — **16** *points*

Antibiothérapie orale :	8
type amoxicilline-acide clavulanique ou céfuroxime-axétil ou cefpodoxime-proxétil pendant 5 jours	2
Traitement symptomatique de la fièvre	3

QUESTION N° 5 — **19** *points*

Pas de modification d'antibiothérapie	3
sans **prélèvement bactériologique**,	5
réalisé par une paracentèse	10
droite	1
Indication d'amoxicilline à fortes doses ou de ceftriaxone IM	
Surveillance température et otoscopique	

QUESTION N° 6 **9 *points***

Streptococcus pneumoniae	3
Haemophilus influenzae	3
Branhamella Catarrhalis	3

RÉFÉRENCES

Société de pathologie infectieuse de langue française (SPLIF), Société française de pédiatrie (SFP), Groupe de patholigie infectieuse pédiatrique (GPIP) (2011) : **Antibiothérapie par voie générale en pratique courante dans les infections respiratoires hautes de l'adulte et de l'enfant (rhinopharyngite, angine aiguë, sinusite aiguë, otite moyenne aiguë).**

Tran Ba Huy P, Manach Y. **Les urgences en ORL.** Rapport de la Société française d'oto-rhino-laryngologie et de chirurgie de la face et du cou, 2002.

Garabédian EN, Bobin S, Monteil JP, Triglia JM. **ORL de l'enfant.** Tome 1. Paris : Flammarion Médecine-Sciences, 2006.

OBJECTIF PÉDAGOGIQUE

N° 98 : Otalgies et otites chez l'enfant et l'adulte.

DIFFICULTÉ

2/3

CAS CLINIQUE N° 13

Descendue tout droit de son Jura natal, Madame Anne-Marie B., sans antécédent, vous est amenée par les urgences car elle s'est mise à vomir brutalement de manière répétée depuis 48 heures. Elle est recroquevillée sur son brancard et ferme les yeux car tout tourne autour d'elle. Elle a tendance à tomber vers la droite dès que l'on essaie de la faire marcher. Son mari vous déclare que tout cela a débuté après une sorte de grippe il y a quelques jours et que ses yeux font des sortes de saccades spontanées. Elle n'est pas fébrile et les constantes hémodynamiques sont normales.

Questions

QUESTION N° 1

Comment caractérisez-vous ce vertige ?

QUESTION N° 2

Quel signe particulier recherchez-vous à l'examen clinique pendant cette crise ? Quelles sont ses caractéristiques principales ? Complétez votre examen clinique.

QUESTION N° 3

Le reste du bilan général est sans particularité. Quel votre diagnostic ?

QUESTION N° 4

Quel bilan faites-vous dans l'immédiat pour affirmer ce diagnostic ?

QUESTION N° 5

Quel traitement proposez-vous ?

QUESTION N° 6

Que montrent les épreuves caloriques ?

QUESTION N° 7

Quelle est l'évolution habituelle spontanée de cette pathologie ?

Réponses

QUESTION N° 1 — 14 points

Vertige périphérique,	8
avec signes neurovégétatifs marqués,	3
sans signe otologique	3

QUESTION N° 2 — 29 points

Nystagmus spontané vestibulaire périphérique :	5
• horizontorotatoire	3
• nettement diminué par la fixation oculaire	2
• intérêt des lunettes de Frenzel, sans changement de sens quelle que soit la position du regard dans l'espace	2
Examen général :	
• examen neurologique complet avec étude des paires crâniennes	2
• recherche d'hypotension orthostatique	1
Examen ORL :	
• otoscopie bilatérale	2
• acoumétrie au diapason	1
• audiométrie tonale	2
• palpation cervicale	1
Examen vestibulaire simple :	
• étude de la marche (en ligne droite et sur place)	2
• épreuves doigt-nez (recherche d'adiadococinésie cérébelleuse)	1
• étude du Romberg	2
• ces épreuves seront réalisées yeux ouverts et yeux fermés	3

QUESTION N° 3 — 10 points

Névrite vestibulaire	9
droite	1

QUESTION N° 4 — 7 points

Aucun	5
Traitement symptomatique de la crise car examen impossible	2

QUESTION N° 5 — 25 points

Hospitalisation en milieu spécialisé	1
Isolement sonore	2
et mise en chambre seule au calme si possible	2
Mise en place d'une **voie veineuse périphérique**,	3
avec nutrition parentérale adaptée jusqu'à reprise d'une alimentation orale satisfaisante	4

Antivertigineux IV	3
jusqu'à résolution des signes puis relais oral dès que possible sans traitement prolongé (gêne à la récupération compensatrice centrale)	2
Traitement des nausées et vomissements par antiémétiques IV à doses efficaces	4
Lever précoce pour favoriser la stimulation vestibulaire et la compensation	4
Anxiolytiques à la demande	

QUESTION N° 6 — **15 points**

Hyporéflexie voire aréflexie	4
unilatérale droite,	3
avec prépondérance directionnelle	2
gauche	1

QUESTION N° 7 — **5 points**

Évolution bénigne avec résolution des symptômes en 8 à 15 jours	5

RÉFÉRENCES

Tran Ba Huy P, Manach Y. **Les urgences en ORL.** Rapport de la Société française d'oto-rhino-laryngologie et de chirurgie de la face et du cou, 2002.

Tran Ba Huy P, De Waele C. **Les vertiges et le praticien.** Paris : John Libbey Eurotext (collection Pathologies - Sciences - Formation), 1996.

OBJECTIF PÉDAGOGIQUE

N° 344 : Vertige (avec le traitement).

DIFFICULTÉ

2/3

CAS CLINIQUE N° 14

Monsieur C., âgé de 48 ans, vous consulte car il n'entend plus de l'oreille droite depuis 2 jours. Cela a débuté brutalement, après un bain selon lui. Il a tendance à se gratter les oreilles avec des Coton-Tige, mais malgré les nettoyages, il continue à ne plus bien entendre de cette oreille et sont apparus des bourdonnements à type de sifflements presque continus. En dehors de son hypertension artérielle traitée et de son diabète bien équilibré, il se porte à merveille. Il n'existe pas de contexte infectieux ni traumatique. L'examen général, notamment neurologique, est strictement normal.

Questions

QUESTION N° 1

Quels sont les deux diagnostics possibles et pourquoi ?

QUESTION N° 2

Que recherchez-vous lors de votre examen clinique ORL ?

QUESTION N° 3

Quel examen complémentaire simple permettra d'asseoir votre diagnostic et que montre-t-il ?

QUESTION N° 4

Quel bilan étiologique peut-on envisager ?

QUESTION N° 5

Quel traitement spécifique prescrivez-vous dans l'immédiat ?

QUESTION N° 6

Le bilan étiologique est négatif. Quels sont les facteurs de bon pronostic en ce qui concerne la récupération auditive dans cette pathologie ?

Réponses

QUESTION N° 1 — 34 *points*

Surdité brusque	10
droite :	1
• hypoacousie brutale	2
• terrain vasculaire et diabétique	2
• acouphènes associés	3
Bouchon de cérumen obstructif	10
droit :	1
• début après un bain	3
• utilisation fréquente de Coton-Tige	2

QUESTION N° 2 — 17 *points*

Otoscopie bilatérale :	5
tympan normal ou bouchon de cérumen	2
Acoumétrie :	5
Weber latéralisé à gauche et Rinne positif à droite	3
Éruption cutanée dans la zone de Ramsay-Hunt (zona)	2

QUESTION N° 3 — 14 *points*

Audiométrie tonale :	8
surdité de perception unilatérale	5
droite	1

QUESTION N° 4 — 9 *points*

Bilan audiologique : potentiels évoqués auditifs	3
Bilan biologique : NFS, VS, CRP, bilan ionique sanguin, bilan lipidique	3
Bilan radiologique : IRM de l'angle pontocérébelleux avec injection de gadolinium sans urgence	3

Bilan hématologique et immunitaire « maximaliste » : NFS, plaquettes, CRP, VS ; glucose, cholestérol et triglycérides ; créatinine, urée, ionogramme sanguin et urinaire ; protéinémie, albuminémie, immunoglobulines, complexes immuns circulants, facteurs rhumatoïdes ; SGOT, SGPT, LSD, acide lactique ; sérologies CMV, HIV, HSV, HBV, toxoplasmose, Lyme ; anticorps antinucléaires, antigène nucléaire, antimitochondrial, antimuscle lisse, anticentromère, ANCA...

QUESTION N° 5 — **21** *points*

Aucun	8
Corticothérapie orale en l'absence de contre-indication	7
Avec surveillance glycémique compte tenu du diabète	3
Éviter les traumatismes sonores surajoutés	3

À discuter : une hospitalisation pour mise au repos et au calme du patient ; la voie intraveineuse est parfois utile pour garder au repos le patient ; prescription de vasculotropes, caisson hyperbare pour certaines écoles, etc.

QUESTION N° 6 — **5** *points*

Sujet jeune, absence de vertige, perte auditive peu marquée, précocité du traitement, type de courbe (ascendante, descendante, horizontale...)	5

RÉFÉRENCE

Dubreuil C, Pignat JC, Bolot G, Céruse P. **ORL.** Collection pour le praticien. Paris : Éditions Masson, 2002.

OBJECTIFS PÉDAGOGIQUES

N° 49 : Évaluation clinique et fonctionnelle d'un handicap moteur, cognitif ou sensoriel.

N° 98 : Otalgie et otite chez l'enfant et chez l'adulte.

DIFFICULTÉ

3/3

CAS CLINIQUE N° 15

Monsieur H., âgé de 56 ans, vient vous consulter car il a la voix cassée depuis quelques mois et cela ne passe pas malgré les traitements prescrits. Il fume 1 paquet de cigarettes par jour depuis plus de 20 ans et ne boit pas d'alcool. La radiographie thoracique est normale. La photo de l'endolarynx est présentée ci-dessous *(voir la photographie en couleur au verso de la couverture)*. Le reste de l'examen est strictement normal.

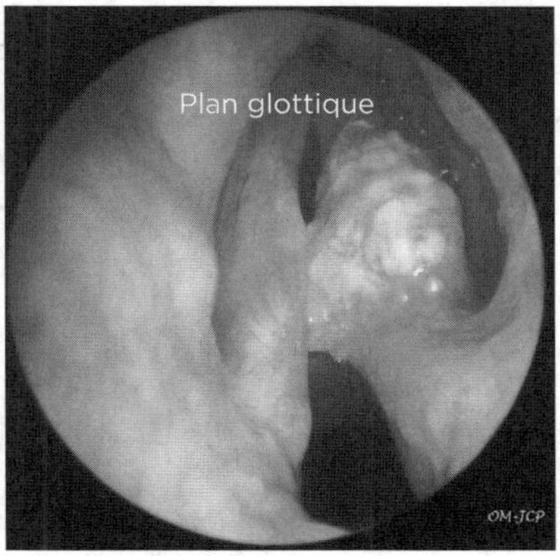

Questions

QUESTION N° 1

Chiffrez le tabagisme chez ce patient.

QUESTION N° 2

Quel est le diagnostic le plus probable et pourquoi ?

QUESTION N° 3

Quelle est sa nature histologique, par argument de fréquence ?

QUESTION N° 4

Quel(s) examen(s) indispensable(s) complémentaire(s) réalisez-vous ? Justifiez.

QUESTION N° 5

Quelle est votre prise en charge initiale ?

QUESTION N° 6

Malheureusement, Monsieur H. continue de fumer, et revient vous voir 8 mois après car il a désormais des difficultés pour manger ; surtout, il sent « des kystes » des deux côtés du cou. Celui de droite lui fait parfois mal. À la palpation, il existe effectivement plusieurs « kystes », dont le plus volumineux à gauche fait 5 cm et à droite 2 cm. Le scanner injecté cervicothoracique montre un envahissement du cartilage thyroïdien plutôt latéralisé à gauche sans extension pulmonaire. Quel est le diagnostic à évoquer et comment classez-vous ce patient (TNM) ?

Réponses

QUESTION N° 1	**6** *points*
Plus de 20 paquets-année	6
QUESTION N° 2	**30** *points*
Tumeur maligne	8
de la corde vocale	4
gauche :	2
• devant la persistance d'une dysphonie	4
• malgré les traitements médicaux	3
• chez un homme	3
• d'âge mûr	2
• dans un contexte de tabagisme	4
QUESTION N° 3	**6** *points*
Carcinome épidermoïde (malpighien kératinisant différencié)	6
QUESTION N° 4	**18** *points*
Aucun	8
Le diagnostic clinique de tumeur maligne de la corde vocale est très probable	3
Prévoir une consultation préanesthésique avec bilan	4
Le diagnostic sera affirmé par l'étude de la pièce opératoire	3
QUESTION N° 5	**14** *points*
Biopsie-exérèse chirurgicale de la lésion	5
sous anesthésie générale en laryngoscopie en suspension	
Envoi de l'ensemble en anatomopathologie pour analyse	3
Conseils hygiénodiététiques avec arrêt du tabagisme	4
Surveillance	2

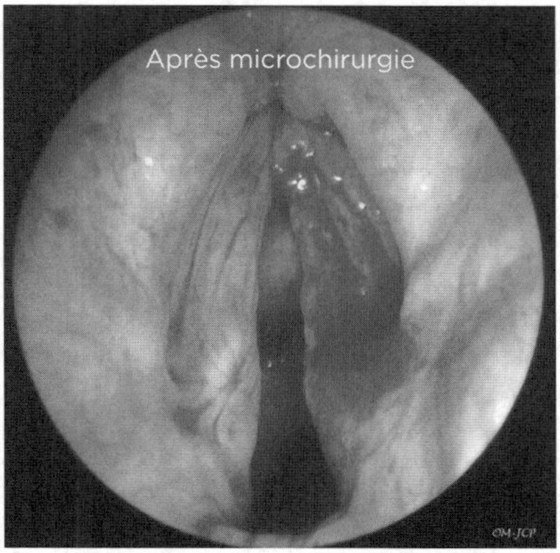

Aspect en fibroscopie après microchirurgie *(Voir la photographie en couleur au verso de la couverture.)*

QUESTION N° 6

26 *points*

Récidive tumorale pharyngolaryngée, car :	7
• poursuite de l'intoxication tabagique	3
• réapparition de la dysphonie avec dysphagie	2
Il existe une **atteinte du cartilage** :	2
• avec des adénopathies multiples bilatérales inférieures à 6 cm	3
• sans métastase visible en imagerie	2
Le patient est **classé**	
• T4	2
• N2c	3
• M0	2

RÉFÉRENCE

Dubreuil C, Pignat JC, Bolot G, Céruse P. **ORL**. Collection pour le praticien. Paris : Éditions Masson, 2002.

OBJECTIFS PÉDAGOGIQUES

N° 140 : Diagnostic des cancers : signes d'appel et investigations paracliniques, stadification, pronostic.

N° 141 : Traitement des cancers : chirurgie, radiothérapie, chimiothérapie, hormonothérapie. La décision thérapeutique multidisciplinaire et l'information du malade.

N° 145 : Tumeurs de la cavité buccale et des voies aérodigestives supérieures.

N° 337 : Trouble aigu de la parole. Dysphonie.

DIFFICULTÉ

1/3

CAS CLINIQUE N° 16

Monsieur B., âgé de 60 ans, originaire d'Afrique du Nord, vous est adressé car il n'entend plus très bien de son oreille droite. Il a l'impression que son oreille est pleine et vous demande de retirer son « bouchon ». Depuis plusieurs mois son nez coule sale, surtout à droite, mais c'est normal car il est bouché et il n'arrive pas bien à se moucher. En plus, depuis 2 semaines, il a cette boule dans le cou qui le gêne mais ne lui fait pas mal. Il n'a pas d'antécédent particulier et se trouve en bonne forme pour son âge !

Questions

QUESTION N° 1

Quel diagnostic évoquez-vous en premier et pourquoi ?

QUESTION N° 2

Que pensez-vous de cette oreille bouchée ?

QUESTION N° 3

Que recherchez-vous à l'examen clinique ?

QUESTION N° 4

Demandez-vous des examens complémentaires ? Justifiez votre réponse.

QUESTION N° 5

Quelle est la thérapeutique à envisager ?

QUESTION N° 6

Quelle mesure sociale le médecin traitant de Monsieur B. devra-t-il prendre ?

Réponses

QUESTION N° 1

30 *points*

Cancer indifférencié du cavum, devant :	10
terrain :	
• pas de facteur d'intoxication	2
• origine ethnique	5
clinique :	
• survenue progressive	2
d'une obstruction nasale	3
unilatérale	2
• associée à une hypoacousie	2
ipsilatérale	1
• avec adénopathie	2
indolore	1

QUESTION N° 2

7 *points*

Otite séromuqueuse	5
droite,	1
à tympan fermé	1

QUESTION N° 3

20 *points*

Rhinoscopie antéropostérieure :	1
masse bourgeonnante droite du cavum	4
Otoscopie :	3
tympan droit mat, immobile au Valsalva	1
Examen à l'abaisse-langue de la cavité orale et de l'oropharynx :	2
recherche d'anomalies au niveau de l'anneau de Waldeyer	
Palpation systématique et bilatérale des aires ganglionnaires (schéma daté)	5
Acoumétrie :	
• Weber latéralisé à droite	1
• Rinne négatif	1
• surdité de transmission en audiométrie tonale	1
• tympanogramme plat,	1
signant l'épanchement rétrotympanique	

QUESTION N° 4

32 *points*

Oui	3
Bilan d'extension radiologique, en l'absence de contre-indication :	1
• tomodensitométrie craniofaciale injectée	5
• et/ou IRM du cavum (injection de gadolinium)	5

• à la recherche d'une extension locorégionale profonde	3
• cavoscopie sous anesthésie générale avec biopsies permettant d'affirmer le diagnostic de cancer	5
Bilan préthérapeutique :	
• NFS plaquettes	1
• ionogramme sanguin	1
• urée créatininémie	1
Bilan dentaire et traitement si nécessaire	2
Radiographie de thorax de face	2
ECG	1

La sérologie EBV est souvent réalisée afin de dépister une récidive infraclinique par une nouvelle ascension des anticorps. Elle n'est en rien spécifique.

QUESTION N° 5 — ***7 points***

Radiochimiothérapie externe sur le cavum et les aires ganglionnaires	3
Idéalement en IMRT (modulation d'intensité)	3
Précédée parfois par une chimiothérapie intraveineuse	1

QUESTION N° 6 — ***5 points***

Déclaration en affection longue durée	5

RÉFÉRENCE

Dubreuil C, Pignat JC, Bolot G, Céruse P. **ORL**. Collection pour le praticien. Paris : Éditions Masson, 2002.

OBJECTIFS PÉDAGOGIQUES

N° 98 : Otalgies et otites chez l'enfant et l'adulte.

N° 140 : Diagnostic des cancers : signes d'appel et investigations paracliniques, stadification, pronostic.

N° 141 : Traitement des cancers : chirurgie, radiothérapie, chimiothérapie, hormonothérapie. La décision thérapeutique multidisciplinaire et l'information du malade.

N° 145 : Tumeurs de la cavité buccale et des voies aérodigestives supérieures.

DIFFICULTÉ

2/3

CAS CLINIQUE N° 17

Bérengère C., patiente âgée de 36 ans sans antécédent particulier, vient vous voir car elle est très inquiète. Avant-hier, en tournant brusquement la tête vers la droite, tout s'est mis à tourner brusquement et violemment autour d'elle pendant quelques secondes. Elle n'a pas de bourdonnement d'oreille mais elle a peur de tourner la tête car elle a remarqué que cela déclenchait les mêmes signes.

Questions

QUESTION N° 1

Quel est le diagnostic le plus probable et pourquoi ?

QUESTION N° 2

En fait, elle croyait au début qu'il s'agissait d'un simple torticolis. Elle avait accompagné son neveu dans un parc d'attraction et fait des loopings à plusieurs reprises. Elle avait eu des nucalgies violentes à droite. Quelle urgence vasculaire grave doit-on rechercher en cas de traumatisme cervical avec apparition de vertiges et de signes centraux (signes cordonaux, sensitifs, moteurs, cérébelleux, nerfs crâniens, bulbaires et/ou protubérantiels) ? Quel en est le pronostic ?

QUESTION N° 3

Qu'est-ce qui caractérise ce type de vertige ?

QUESTION N° 4

Quel est le mécanisme physiopathologique le plus communément admis ?

QUESTION N° 5

La manœuvre de positionnement confirme votre diagnostic en déclenchant le vertige. Décrivez brièvement cette manœuvre.

QUESTION N° 6

Quel est le traitement spécifique de ce vertige. Quelle est son évolution spontanée ?

Réponses

QUESTION N° 1 — 25 points

Vertige paroxystique positionnel bénin :	10
• vertige périphérique rotatoire brutal	5
• bref	3
• survenant dans une position donnée de la tête	2
• toujours identique	1
• pas de signe cochléaire	2
• pas de signe otologique	2

QUESTION N° 2 — 20 points

Thrombose ou dissection de l'artère vertébrale s'étendant au tronc basilaire	15
Le pronostic est très réservé	5

QUESTION N° 3 — 10 points

Vertige de positionnement et non pas de position, déclenché par le même mouvement de l'extrémité céphalique	10

QUESTION N° 4 — 15 points

Lithiase canalaire, notamment du canal semi-circulaire postérieur : • cupulolithiase • ou canalolithiase	15

QUESTION N° 5 — 10 points

Elle consiste à faire passer rapidement le malade de la position assise à la position couchée, tête dans le vide et en rotation (de 45°) du côté signalé par le patient. Le nystagmus apparaît alors avec sensation de vertige	10

QUESTION N° 6 — 10 points

Aucun	7
La manœuvre libératoire et la manœuvre d'habituation visent à « repositionner », en les mobilisant, les cupulolithiases et « désensibiliser » le patient.	
L'évolution spontanée se fait vers une répétition des crises dans un premier temps, puis une disparition dans un deuxième temps.	3

RÉFÉRENCES

Tran Ba Huy P, Manach Y. **Les urgences en ORL**. Rapport de la Société française d'oto-rhino-laryngologie et de chirurgie de la face et du cou, 2002.

Tran Ba Huy P, De Waele C. **Les vertiges et le praticien**. Paris : John Libbey Eurotext (collection Pathologies - Sciences - Formation), 1996.

OBJECTIF PÉDAGOGIQUE

N° 344 : Vertige (avec le traitement).

DIFFICULTÉ

1/3

CAS CLINIQUE N° 18

Séverine, 28 ans, est une adepte des sports nautiques. Elle vient vous voir car elle n'entend plus de l'oreille droite depuis quelques jours. Elle a mal, et ce qui l'inquiète le plus c'est qu'elle ne peut plus utiliser ses Coton-Tige habituels car ils déclenchent des douleurs atroces. Elle n'a pas d'antécédent particulier, mais ses oreilles la démangent régulièrement. Sa température est de 37, 3 °C.

Questions

QUESTION N° 1

Quels sont les deux diagnostics à évoquer ?

QUESTION N° 2

Quels éléments de l'anamnèse vous permettent d'orienter votre diagnostic ?

QUESTION N° 3

Que recherchez-vous à l'examen clinique ?

QUESTION N° 4

Quel traitement prescrivez-vous ?

QUESTION N° 5

Quelle complication grave redoutez-vous ? Quel est le principal facteur de risque ?

QUESTION N° 6

Quel traitement proposez-vous ?

Réponses

QUESTION N° 1

	20 *points*
Otite externe aiguë droite	10
Bouchon de cérumen obstructif droit	10

QUESTION N° 2

	15 *points*
Traumatisme chronique des conduits auditifs (utilisation de Coton-Tige)	5
Inflammation par macération chronique (sport nautique)	5
Dermite chronique des conduits auditifs	5

QUESTION N° 3

	23 *points*
Sténose inflammatoire du conduit auditif externe gauche,	10
avec otorrhée purulente	6
Surdité transmissionnelle droite à l'acoumétrie,	5
avec Weber latéralisé à droite	2

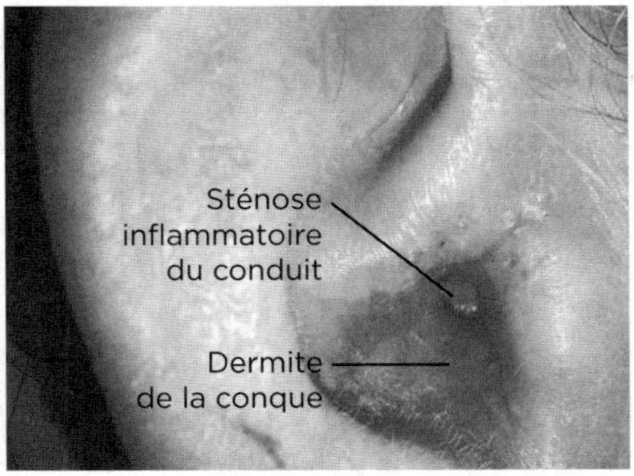

Vue du pavillon de l'oreille et du conduit auditif externe La conque et le conduit sont inflammatoires, à l'origine d'une sténose de ce dernier. *(Voir la photographie en couleur au verso de la couverture.)*

QUESTION N° 4

	25 *points*
Arrêt de tout facteur traumatique chronique	10
Mise en place d'une mèche (Pop-Otowick) dans le conduit	5
Traitement antibiotique et corticoïde local en bain d'oreille	5
Surveillance	5

QUESTION N° 5 **12 points**

Complication : otite nécrosante aiguë (otite externe maligne) 8

à pyocyanique 1

Facteur de risque : patient immunodéprimé (diabétique, sujet âgé et VIH +) 3

QUESTION N° 6 **5 points**

Hospitalisation en urgence 1
Antibiothérapie IV 2
active sur le *Pseudomonas*

Surveillance
La tomodensitométrie crânienne retrouve typiquement une ostéite de l'os temporal : 2
Elle renforce le diagnostic et permet la surveillance radiologique

RÉFÉRENCES

Tran Ba Huy P, Manach Y. **Les urgences en ORL**. Rapport de la Société française d'oto-rhino-laryngologie et de chirurgie de la face et du cou, 2002.

Dubreuil C, Pignat JC, Bolot G, Céruse P. **ORL**. Collection pour le praticien. Paris : Éditions Masson, 2002.

OBJECTIF PÉDAGOGIQUE

N° 98 : Otalgies et otites chez l'enfant et l'adulte.

DIFFICULTÉ

1/3

CAS CLINIQUE N° 19

Monsieur Édouard H. consulte pour une gêne douloureuse dans la gorge lorsqu'il mange, avec des sensations de blocage derrière la poitrine. Ce patient, âgé de 62 ans, fume depuis l'âge de 20 ans environ 1 paquet et demi de cigarettes par jour. Il déclare boire quelques apéritifs aux repas, avec du vin modérément. Son état général est correct mais il a perdu 2 kg depuis 4 mois. Il se plaint d'une mauvaise haleine matinale et de temps en temps il régurgite des aliments mal digérés. Votre examen ORL ne montre qu'une stase dans les sinus piriformes, mais ce patient a un réflexe nauséeux très prononcé.

Questions

QUESTION N° 1

Définissez les deux signes présentés par ce patient : gêne à la déglutition et douleur à la déglutition.

QUESTION N° 2

Complétez votre interrogatoire.

QUESTION N° 3

À combien chiffrez-vous l'intoxication tabagique de ce patient ?

QUESTION N° 4

Comment organisez-vous la suite du bilan et que recherchez-vous ?

QUESTION N° 5

Un des examens demandés permet de poser votre diagnostic, il vous est présenté sur l'image ci-dessous. Quel est cet examen ? Quel est votre diagnostic ?

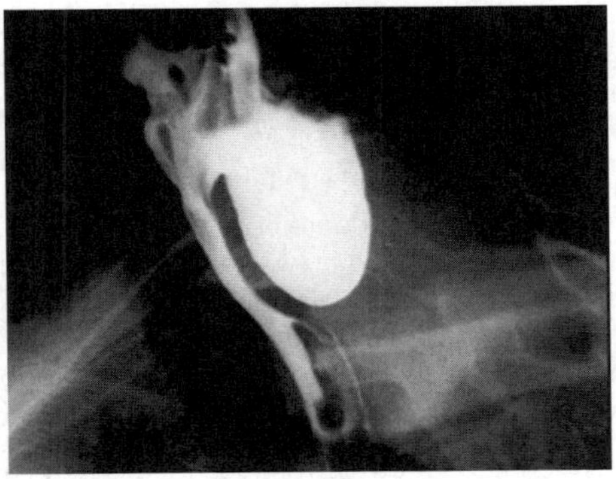

QUESTION N° 6

Que proposez-vous à votre patient et pourquoi ?

QUESTION N° 7

Quel est le risque majeur de ce traitement ?

Réponses

QUESTION N° 1 — **20 points**

Une dysphagie : gêne à la déglutition 10
Une odynophagie : douleur à la déglutition 10

QUESTION N° 2 — **25 points**

Évolution des symptômes : 3
- date de début 1
- début brutal ou progressif 2
- tendance à l'aggravation 2
- troubles intermittents ou permanents 1

Retentissement : 3
- mode d'alimentation actuel (normale, mixée) 1
- présence de fausses routes (aux solides et/ou aux liquides) 4
- épisodes d'infections ou d'encombrements broncho-pulmonaires à répétition 3
- amaigrissement 2

Facteurs déclenchants (position de décubitus notamment) 3

QUESTION N° 3 — **5 points**

63 paquets-année 5
42 ans x 1,5 année = 63

QUESTION N° 4 — **25 points**

Examens radiologiques :
- Thorax de face : 2

à la recherche de foyers infectieux pulmonaires, notamment en bas droite 1

- Réalisation d'un transit œsogastroduodénal +++ : 8
  - visualisation d'un diverticule de Zenker (diverticule pharyngo-œsophagien) 3
  - tumeur œsophagienne basse 2
  - anomalies de la motilité œsophagienne 2

Examens endoscopiques :
- fibroscopie œsogastroduodénale prudente en cas de suspicion de Zenker (recherche d'une lésion de l'œsophage et/ou de l'estomac, gastrite...), ... 3

avec biopsies si nécessaire
- voire échoendoscopie œsophagienne (extension pariétale de la tumeur)
- endoscopie ORL sous AG à la recherche d'une lésion de l'hypopharynx et/ou de la bouche de l'œsophage 3

La manométrie œsophagienne peut être envisagée en cas de bilan d'extension négatif 1

La tomodensitométrie cervicothoracique et/ou thoracoabdominale avec injection en l'absence de contre-indication sera demandée en fonction des résultats initiaux.

QUESTION N° 5 — **15 points**

Transit pharyngo-œsophagien	5
Diagnostic : **diverticule pharyngo-œsophagien (dit « de Zenker »)**,	8
car image radio-opaque en sac à la jonction pharyngo-œsophagienne	2

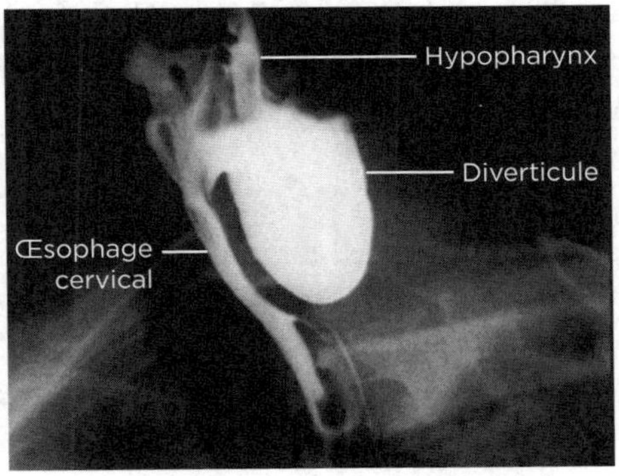

QUESTION N° 6 — **5 points**

Traitement chirurgical avec exérèse du diverticule par cervicotomie : sujet jeune, habitus alcoolotabagique (risque de cancérisation de la poche +++), état général satisfaisant 5

La chirurgie endoscopique mais elle n'enlève pas le diverticule et favorise simplement sa vidange.

La surveillance peut aussi être proposée mais la symptomatologie clinique est déjà importante et ne régressera pas sous traitement médical.

QUESTION N° 7 — **5 points**

Médiastinite par lâchage des sutures et/ou plaie œsophagienne 5

RÉFÉRENCE

Dubreuil C, Pignat JC, Bolot G, Céruse P. **ORL.** Collection pour le praticien. Paris : Éditions Masson,2002.

OBJECTIF PÉDAGOGIQUE

N° 308 : Dysphagie.

DIFFICULTÉ

3/3

CAS CLINIQUE N° 20

Paul, âgé de 4 ans, arrive aux urgences de l'hôpital au milieu du mois d'octobre. Il est très gêné pour respirer depuis cette nuit et ses parents s'inquiètent car il était enrhumé « mais ça allait mieux »... Sa respiration est rapidement devenue difficile et ralentie « comme si l'air n'arrivait pas à entrer dans ses poumons » et son cou se creuse au-dessus du sternum quand il inspire. Il tousse d'une drôle de façon et sa voix est un peu grave. Il mange peu mais il n'a pas mal à la gorge. Sa température est à 38,5 °C et il sourit quand vous lui parlez.

Questions

QUESTION N° 1

Quel est le diagnostic à évoquer et pourquoi ?

QUESTION N° 2

Caractérisez le trouble respiratoire présenté par Paul.

QUESTION N° 3

Quel est le principal diagnostic différentiel ?

QUESTION N° 4

Quel signe clinique n'est pas décrit ? Quels sont les signes de gravité à rechercher ?

QUESTION N° 5

Quels sont les germes les plus fréquemment retrouvés ?

QUESTION N° 6

Quel traitement proposez-vous ?

QUESTION N° 7

Durant l'année qui suit, Paul présente à nouveau plusieurs épisodes de ce type. Que faites-vous ?

Réponses

QUESTION N° 1 — 25 *points*

Laryngite aiguë sous-glottique œdémateuse, car :	10
• garçon de 4 ans	2
• période automnale	1
• apparition d'une dyspnée laryngée	3
• très rapide la nuit	1
• au décours d'un épisode rhinopharyngé	2
• toux rauque	2
• avec voix grave et tirage sus-sternal	2
• pas d'altération de l'état général	2

QUESTION N° 2 — 8 *points*

Bradypnée	5
inspiratoire,	3
avec allongement du temps inspiratoire	

QUESTION N° 3 — 10 *points*

Corps étranger laryngotrachéal	10

QUESTION N° 4 — 16 *points*

Le **cornage** : bruit inspiratoire laryngé (souffle dans un tuyau rétréci)	5
Signes de gravité :	
• Détresse respiratoire :	1
– importance, rapidité d'installation et durée de la dyspnée	2
– cyanose, sueurs	3
• Retentissement cardiaque :	1
– signes de choc	2
– efficacité du traitement	2

QUESTION N° 5 — 6 *points*

Les virus :	3
• myxovirus	1
• virus para-influenzae	1
• rhinovirus	1

QUESTION N° 6 — 26 *points*

Hospitalisation en milieu spécialisé pour surveillance de l'efficacité du traitement	3
Corticothérapie IV	4
Humidification de l'arbre respiratoire par aérosols	3

Retour à domicile : 2
- en cas de régression complète de la dyspnée 3
- avec relais par corticoïdes par voie orale 3
- et traitement symptomatique de la rhinopharyngite (lavage des fosses nasales au sérum et paracétamol) 3

Hospitalisation prolongée en milieu de **soins intensifs** pour surveillance stricte **si non-amélioration** satisfaisante 5

QUESTION N° 7 **8 points**

Recherche :
- d'un facteur local favorisant (malformation ou tumeur laryngotrachéale) 2
- d'un reflux gastro-œsophagien 2
- d'une adénoïdite 2
- et/ou d'une allergie 2

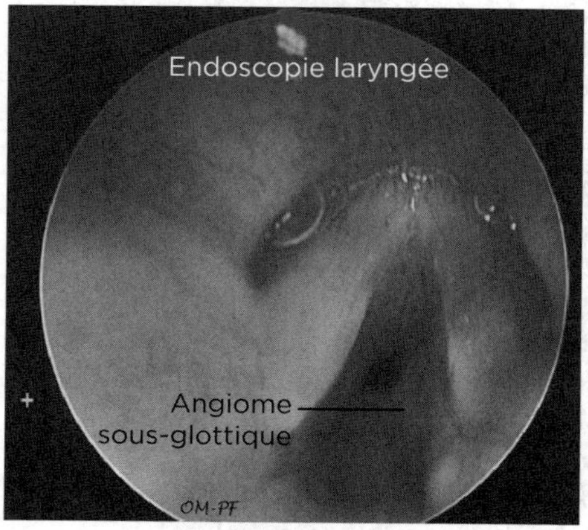

Vue endoscopique du plan glothique. On aperçoit en sous-glotte un angiome rétrécissant la lumière laryngée. *(Voir la figure en couleur au verso de la couverture.)*

RÉFÉRENCES

Tran Ba Huy P, Manach Y. **Les urgences en ORL.** Rapport de la Société française d'oto-rhino-laryngologie et de chirurgie de la face et du cou, 2002.

Garabédian EN, Bobin S, Monteil JP, Triglia JM. **ORL de l'enfant.** Tome 1. Paris : Flammarion Médecine-Sciences 2006.

OBJECTIFS PÉDAGOGIQUES

N° 193 : Détresse respiratoire aiguë du nourrisson, de l'enfant et de l'adulte. Corps étranger des voies aériennes supérieures.

N° 198 : Dyspnée aiguë et chronique.

DIFFICULTÉ

1/3

CAS CLINIQUE N° 21

Une jeune femme de 22 ans consulte pour une otorrhée droite mucopurulente ancienne d'odeur nauséabonde, intermittente. L'otoscopie droite montre une inflammation de tout le conduit auditif externe, avec accumulation de sécrétions purulentes. Le passage du spéculum est peu algique. À gauche, il existe des plaques blanchâtres sur le tympan (myringosclérose) sans autre anomalie. Elle n'a jamais eu de douleur et a déjà reçu de nombreuses gouttes d'antibiotiques auriculaires pour ces otites externes répétées, mais le tympan n'a jamais été bien visualisé. L'efficacité ne dure jamais très longtemps. Elle est apyrétique.

Questions

QUESTION N° 1

Que pensez-vous du diagnostic initial d'otite externe ? Quel est le diagnostic le plus probable ?

QUESTION N° 2

Après aspiration soigneuse, vous observez un polype rouge charnu masquant le fond du conduit juste en avant du tympan. Complétez votre premier bilan. Quel traitement proposez-vous dans l'immédiat ?

QUESTION N° 3

Vous revoyez cette patiente à la fin de son traitement et elle n'a plus d'otorrhée. L'otoscopie droite retrouve une perforation marginale postérosupérieure. Quelle prise en charge lui proposez-vous et pourquoi ?

QUESTION N° 4

Elle refuse car elle va beaucoup mieux. Quelles sont les complications possibles en l'absence de traitement adapté ?

QUESTION N° 5

La patiente a l'impression que sa fille de 4 ans entend moins bien, quels examens demandez-vous à sa fille ?

QUESTION N° 6

Quel est l'intérêt des aérateurs transtympaniques dans le traitement de l'otite séromuqueuse ?

Réponses

QUESTION N° 1 — 25 points

Le diagnostic initial d'otite externe est possible mais l'absence de douleurs et la non-visualisation de la membrane tympanique évoquent plutôt une réaction inflammatoire du conduit auditif sur otorrhée chronique 3

L'absence de facteur de risque (traumatisme chronique du conduit, terrain immunodéprimé diabétique insulinodépendant ou sujet âgé...), ... 2

avec des récidives multiples, ... 5

et les caractères de l'otorrhée :
- chronique 2
- fétide 2
- et intermittente 1

doivent faire éliminer une otite chronique droite cholestéatomateuse 10

QUESTION N° 2 — 27 points

À l'interrogatoire, recherche d'antécédents médicochirurgicaux :
- otites moyennes aiguës dans l'enfance 1
- infections rhinopharyngées récidivantes 1
- adénoamygdalectomie 1
- aérateurs transtympaniques 1
- tympanoplastie 1

Prélèvements de l'otorrhée 3
avec examen bactériologique et antibiogramme (antibiothérapies multiples) 1

À l'examen, l'acoumétrie recherche une surdité transmissionnelle, ... 1
avec Weber latéralisé à droite 1

La pression sur le tragus pour obturer le conduit recherche un signe de la fistule avec déclenchement d'un vertige périphérique (atteinte labyrinthique) et nystagmus battant à gauche 1

Recherche d'anomalies sur les paires crâniennes (nerf facial notamment), ... 3
ou d'instabilité à l'examen vestibulaire 1

Réalisation d'une audiométrie tonale :
- qui confirme la surdité transmissionnelle droite (ou surdité mixte) 2
- et étudie l'acuité auditive de l'oreille gauche 4

La **tomodensitométrie des 2 rochers** en coupes axiale et coronale permet une évaluation radiologique lésionnelle préopératoire (région mastoïdienne, lyse ossiculaire ou canal du facial, sinus latéral procident...) 5

Seule l'exploration chirurgicale apprécie précisément l'extension cholestéatomateuse.

QUESTION N° 3 — 10 points

Il s'agit d'un **cholestéatome attical** droit.	4
Le polype sentinelle a disparu sous traitement et l'oreille est sèche. L'éradication du cholestéatome est chirurgicale,	3
avec exploration de la caisse du tympan car **cette lésion bénigne possède un pouvoir lytique**	3
conduisant à une destruction progressive des différents éléments anatomiques locaux	

QUESTION N° 4 — 18 points

Complications infectieuses :	
• mastoïdite	3
• thrombophlébite du sinus latéral	3
• méningite	3
• abcès cérébral	3
Fistule labyrinthique	3
Paralysie faciale périphérique	3

QUESTION N° 5 — 8 points

Otoscopie	2
Tympanométrie	2
Audiogramme	2
À la recherche d'une otite séromuqueuse	2

QUESTION N° 6 — 12 points

Restauration de l'audition	4
Diminution des épisodes de surinfection (otite moyenne aiguë)	4
Prévention de l'évolution vers d'autres stades de l'otite chronique (cholestéatome)	4

RÉFÉRENCE

Dubreuil C, Pignat JC, Bolot G, Céruse P. **ORL.** Collection pour le praticien. Paris : Éditions Masson, 2002.

OBJECTIF PÉDAGOGIQUE

N° 98 : Otalgies et otites chez l'enfant et l'adulte.

DIFFICULTÉ

1/3

CAS CLINIQUE N° 22

Mademoiselle A., 35 ans, vous est adressée car elle présente, depuis 18 mois, une tuméfaction latérale gauche du cou peu sensible. Elle sent son cœur battre quand elle pose sa main dessus. Son médecin lui a fait une ordonnance pour une échographie avec ponction échoguidée. Elle n'a pas d'autre anomalie à l'examen clinique et se porte à merveille.

Questions

QUESTION N° 1

Que pensez-vous de l'examen prescrit par son médecin ? Justifiez.

QUESTION N° 2

Le radiologue est d'accord avec vous et a programmé un autre examen plus pertinent : lequel et pourquoi ?

QUESTION N° 3

Quel est le diagnostic le plus probable ?

QUESTION N° 4

Quel est le traitement de cette pathologie ?

QUESTION N° 5

Quels en sont les risques ?

QUESTION N° 6

Que prévoyez-vous impérativement avant la réalisation de ce traitement ?

Réponses

QUESTION N° 1 — **20 points**

L'échographie est un bon moyen de dépistage des tuméfactions cervicales,	8
mais la **ponction est strictement contre-indiquée en cas de masse battante**,	5
car il existe un risque majeur d'hémorragie	5
L'échographie peut être couplée au **Doppler**	2

QUESTION N° 2 — **20 points**

Angio-IRM :	10
• avec injection de gadolinium	3
• en l'absence de contre-indication	2
• pour la recherche précise de l'anomalie vasculaire par rapport à la carotide commune, la bifurcation et les carotides interne et externe	5

QUESTION N° 3 — **15 points**

Paragangliome ou chémodectome	10
carotidien,	3
gauche	2

QUESTION N° 4 — **10 points**

Le traitement est chirurgical,	10
avec cervicotomie et exérèse du chémodectome	

QUESTION N° 5 — **15 points**

Risque vital : décès	5
par choc hémorragique incontrôlable (rupture vasculaire)	5
Risque fonctionnel majeur par accident vasculaire cérébral en cas de ligature carotidienne (commune ou interne)	5

QUESTION N° 6 — **20 points**

Consultation préanesthésique,	5
avec **bilan prétransfusionnel** : groupage sanguin et recherche d'anticorps (ACI)	15
Vérification de la **perméabilité du polygone de Willis** afin de prédire le risque d'AVC en cas de ligature vasculaire	

Les paragangliomes dérivent des paraganglions constitués d'amas cellulaires neuroendocrinens disséminés dans l'ensemble de l'organisme. Ils appartiennent au système APUD (Amine Precursor Uptake and Decarboxylation) ou plus largement au système neuroendocrinien diffus (SNED). Ils se distribuent pour la forme cervicocéphalique depuis la crosse aortique jusqu'à la base du crâne et nécessitent donc une évaluation scintigraphique corps entier à la recherche d'une autre localisation (MIBG marqué à l'iode 131 ou 123, analogue structural de la noradrénaline, ou mieux 111 In-pentétréotide, analogue de la somatostatine). Cette recherche est indispensable dans les formes familiales.

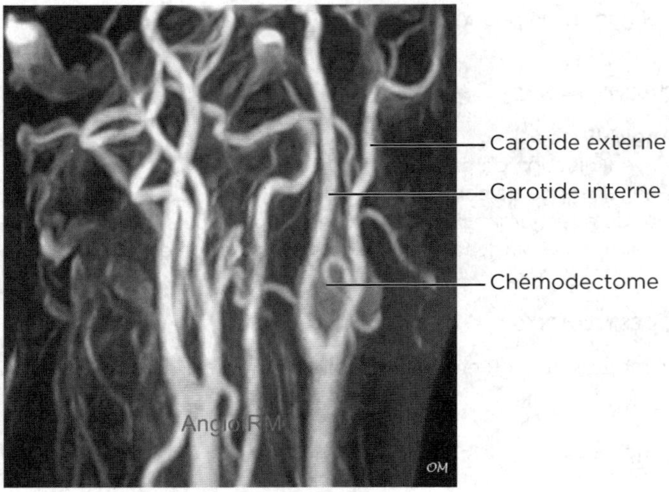

Angio-IRM, mettant en évidence le chémodectome

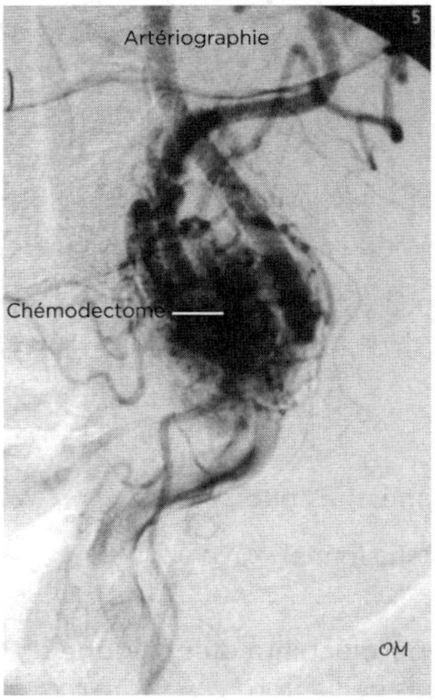

Artériographie de l'axe carotidien. Noter l'hypervascularisation de la tumeur.

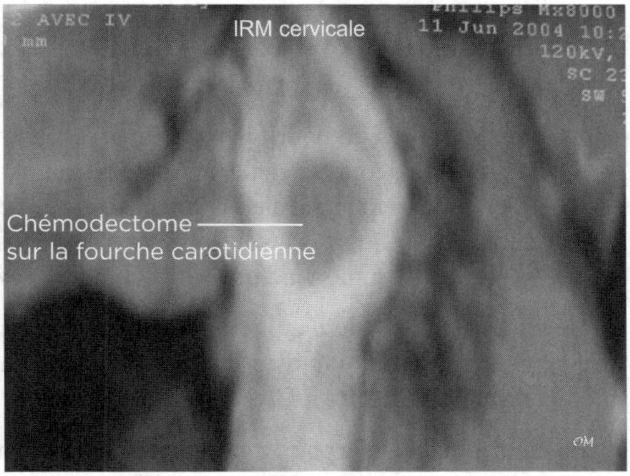

IRM cervicale mettant en évidence le chémodectome au niveau de la bifurcation carotidienne

RÉFÉRENCE

Dubreuil C, Pignat JC, Bolot G, Céruse P. **ORL.** Collection pour le praticien. Paris : Éditions Masson, 2002.

OBJECTIFS PÉDAGOGIQUES

N° 291 : Adénopathie superficielle.

N° 223 : Angiomes.

DIFFICULTÉ

3/3

CAS CLINIQUE N° 23

Madame S., 45 ans, vous est adressée pour bilan de vertiges. De tempérament méticuleux et ordonné, elle présente depuis l'âge de 30 ans des grandes crises de vertiges rotatoires avec nausées et vomissements. Elle s'allonge sur son lit et la crise disparaît en général en 1 à 2 heures. Elle est très souvent précédée à gauche d'un bourdonnement de tonalité grave (corne de brume) et d'une sensation de plénitude auriculaire.

La répétition de ces crises est irrégulière et la dernière date d'une semaine. Elle vient surtout vous voir car elle entend moins bien de son oreille gauche. D'habitude son audition revient à la normale mais cette fois-ci, la gêne persiste.

Elle ne prend aucun médicament et n'a pas d'antécédent médicochirurgical particulier.

Les tympans sont normaux à l'otoscopie. L'acoumétrie montre un Weber latéralisé à droite avec un Rinne positif à gauche. L'examen neurologique est parfaitement normal. Il n'y a pas de nystagmus.

Questions

QUESTION N° 1

Quel est le diagnostic le plus probable ? Justifiez.

QUESTION N° 2

Quels examens audiométriques réalisez-vous ?

QUESTION N° 3

Quels examens vestibulaires réalisez-vous ? Quel test classique pratiquez-vous ?

QUESTION N° 4

Quel autre examen radiologique vous paraît-il utile dans le cadre du bilan ?

QUESTION N° 5

Quelle est l'évolution naturelle de cette maladie ?

QUESTION N° 6

La patiente a une surdité de 45 dB de moyenne mais ne souhaite pas être appareillée, que lui dites-vous ?

Réponses

QUESTION N° 1 — 35 *points*

Maladie de Ménière, devant : ... 10
- terrain :
  - femme d'âge moyen ... 2
  - plutôt anxieuse ... 2
- grand vertige rotatoire périphérique : ... 3
  - bref ... 2
  - évoluant par paroxysmes avec signes végétatifs marqués ... 1
- acouphènes gauches ... 2

et sensation de plénitude auriculaire précédant la crise ... 3
- surdité fluctuante ... 5
- otoscopie normale ... 2
- à l'acoumétrie, surdité de perception gauche ... 3

QUESTION N° 2 — 25 *points*

Audiométrie tonale : ... 5
- met en évidence une surdité de perception unilatérale (baisse conjointe de la conduction osseuse et de la conduction aérienne), avec une courbe de type ascendant ... 2
- l'atteinte, au début du moins, prédomine sur les fréquences graves

Audiométrie vocale : ... 5
- souvent très altérée (troubles de l'intelligibilité)
- révèle des performances plus mauvaises que l'audiométrie vocale (d'où les difficultés d'appareillage chez ces patients) ... 2

Impédancemétrie : ... 5
- détermine le réflexe stapédien et le phénomène de recrutement ... 3
- précise la nature endocochléaire de la surdité perceptionnelle ... 3

QUESTION N° 3 — 10 *points*

Les épreuves caloriques sont longtemps normales ... 6

La détérioration est progressive et le couplage à l'électronystagmographie montre parfois une hyporéflexivité vestibulaire gauche, une prépondérance directionnelle du nystagmus du côté droit

On recherche un hydrops endolabyrinthique par le test au glycérol ... 4

QUESTION N° 4 — 6 *points*

IRM de l'angle pontocérébelleux avec injection de gadolinium : ... 4
afin d'**éliminer un neurinome de l'acoustique,** ... 2
qui peut s'exprimer cliniquement de cette façon (tumeur rétrocochléaire)

Les potentiels évoqués auditifs (PEA) peuvent être utiles dans le diagnostic du Ménière, à défaut d'IRM, en éliminant un processus rétrocochléaire et surtout en montrant le recrutement.

QUESTION N° 5 **9 points**

L'évolution est capricieuse : 1
- répétition des crises avec diminution progressive des crises vertigineuses, remplacées par une instabilité permanente 5
- la surdité s'aggrave pour atteindre un plateau, ... 2
avec exceptionnellement une cophose
- l'évolution vers la bilatéralisation est fréquente 1

QUESTION N° 6 **5 points**

Intérêt d'un appareillage précoce (plasticité cérébrale) 3

Réduction également des acouphènes 2

RÉFÉRENCES

Tran Ba Huy P, Manach Y. **Les urgences en ORL.** Rapport de la Société française d'oto-rhino-laryngologie et de chirurgie de la face et du cou, 2002.

Tran Ba Huy P, De Waele C. **Les vertiges et le praticien.** Paris : John Libbey Eurotext (collection Pathologies - Sciences - Formation), 1996.

OBJECTIF PÉDAGOGIQUE

N° 344 : Vertige (avec le traitement).

DIFFICULTÉ

2/3

CAS CLINIQUE N° 24

Lucie, 8 ans, sans antécédent particulier, vous est amenée par ses parents car elle présente une « boule » dans le cou devenue douloureuse depuis quelques jours. Elle s'est enrhumée la semaine dernière et cette tuméfaction s'est de nouveau mise à gonfler. Lucie n'est pas gênée pour respirer et sa température n'est que de 37,9 °C. *(Voir la photographie en couleur au verso de la couverture.)*

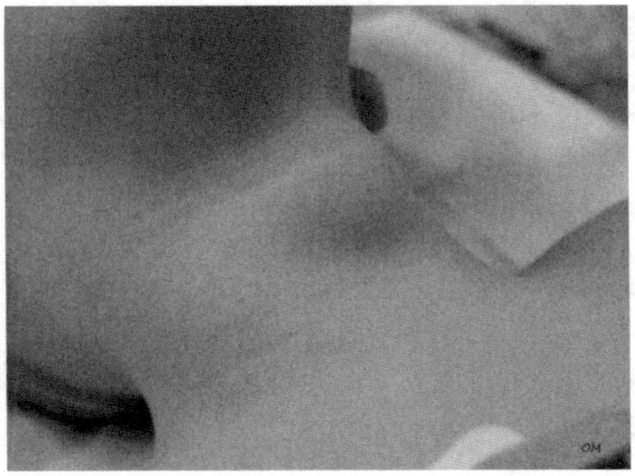

Questions

QUESTION N° 1

Quel diagnostic évoquez-vous en premier lieu et pourquoi (commentez l'image) ?

QUESTION N° 2

Quels éléments recherchez-vous à l'interrogatoire et à l'examen clinique ?

QUESTION N° 3

La maman veut que vous traitiez rapidement sa fille car le fils d'une de ses amies a dû être hospitalisé en urgence pour la même chose. Qu'en pensez-vous et quel est votre traitement ?

QUESTION N° 4

Quelques jours après votre consultation, Lucie revient car la tuméfaction est plus rouge, avec un petit filet purulent qui s'écoule lorsque l'on appuie dessus. Que suspectez-vous et quel traitement radical proposez-vous ?

QUESTION N° 5

Quel traitement proposez-vous à distance et quel bilan réalisez-vous au préalable ?

QUESTION N° 6

Quel est le risque principal après traitement radical ?

Réponses

QUESTION N° 1 — 20 *points*

Kyste du tractus thyréoglosse	6
en **poussée inflammatoire**, devant :	2
• tuméfaction cervicale médiane antérieure juxtahyoïdienne	4
• augmentation de volume après un épisode infectieux	3
• antécédent de gonflement	3
• fébricule	2

QUESTION N° 2 — 25 *points*

Interrogatoire :	
• ancienneté de la tuméfaction	2
• nombre d'épisodes de surinfection	2
• traitements effectués et efficacité (ponctions, antibiotiques)	2
Examen :	
• palpation de l'os hyoïde et de la thyroïde (adhérence ?)	5
• mobilité de la tuméfaction,	4
avec ascension à la déglutition	5
• adénopathies satellites	2
• recherche d'une abcédation (collection fluctuante)	3

QUESTION N° 3 — 20 *points*

Pas d'indication d'hospitalisation en urgence	6
Rassurer et expliquer l'évolution de cette pathologie cervicale bénigne ainsi que sa prise en charge	4
Traitement symptomatique de la douleur et de la fièvre (paracétamol)	2,5
Antibiothérapie orale pendant 8 à 10 jours en l'absence d'allergie	5
Surveillance et contrôle de l'évolution clinique	2,5

QUESTION N° 4 — 15 *points*

Fistulisation spontanée du kyste :	4
• aucun traitement radical en période de surinfection	2
• hospitalisation en milieu spécialisé avec ponction évacuatrice	3
• envoi en bactériologie et anatomopathologie (recherche de cellules malpighiennes) pour analyse	2
• modification de l'antibiothérapie et adaptation dès réception de l'antibiogramme	2
• soins locaux de désinfection	1
• surveillance étroite (pouls, TA, température, état local)	1

QUESTION N° 5 **15 points**

Exérèse chirurgicale par voie de cervicotomie médiane sous anesthésie générale 8

Consultation préanesthésique avec bilan biologique préopératoire 2

Echographie de la loge thyroïdienne avec vérification de la présence d'une thyroïde fonctionnelle par le dosage hormonal 5

QUESTION N° 6 **5 points**

Récidive à distance (< 5 %), ... 5

d'autant plus fréquente après de multiples surinfections et/ou des chirurgies incomplètes

RÉFÉRENCE

Garabédian EN, Bobin S, Monteil JP, Triglia JM. **ORL de l'enfant.** Tome 1. Paris : Flammarion Médecine-Sciences, 2006.

OBJECTIF PÉDAGOGIQUE

N° 291 : Adénopathie superficielle.

DIFFICULTÉ

2/3

CAS CLINIQUE N° 25

Mauricette, 28 ans, suivie en psychiatrie pour une pathologie psychotique, ne mange plus depuis 2 jours, date à laquelle elle a fait une crise d'agitation suraiguë et où une patiente l'a vue porter quelque chose à sa bouche. Vous êtes surpris par la stase salivaire et le bavage lors de votre examen, qui est difficile et qui visiblement s'accompagne de douleurs. Mauricette refuse depuis hier de boire, elle fait la grimace et s'énerve dès que vous tentez de lui palper le cou. Habituellement, elle ne présente aucune difficulté pour s'alimenter. Elle est apyrétique et votre examen général est peu contributif.

Questions

QUESTION N° 1

Quel est le premier diagnostic à évoquer ?

QUESTION N° 2

L'examen ORL trouve une stase dans les sinus piriformes sans autre anomalie. Quel bilan radiographique pratiquez-vous ?

QUESTION N° 3

Commentez la radiographie ci-dessous.

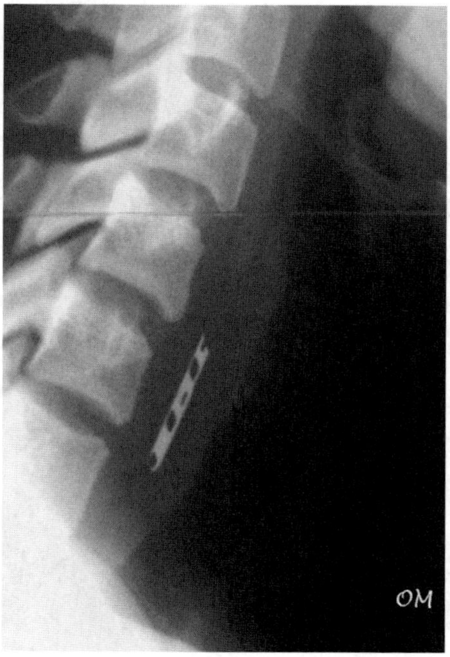

QUESTION N° 4

Quelle est votre prise en charge immédiate ?

QUESTION N° 5

Lors de ce traitement, vous trouvez au contrôle de la muqueuse deux ulcérations de 2 cm étagées sous la bouche de l'œsophage. Que craignez-vous ?

QUESTION N° 6

Quel signe clinique est parfois trouvé ?

QUESTION N° 7

Quelle est votre prise en charge et pourquoi ?

Réponses

QUESTION N° 1 — 21 *points*

Corps étranger intraœsophagien, devant :	10
• terrain	2
• contexte déclenchant et témoignage indirect	2
• dysphagie sévère d'apparition très rapide	2
• hypersialorrhée	2
• douleurs	2
• bon état général	1

QUESTION N° 2 — 19 *points*

Radiographie du cou :	
• face	5
• et profil	5
en incidence tissus mous à la recherche du corps étranger radio-opaque	2
ainsi que d'une hyperclarté prévertébrale, signant une perforation muqueuse	3
Radiographie thoracique de face :	2
à la recherche d'un corps inhalé	2

QUESTION N° 3 — 15 *points*

Cliché radiographique de profil en **incidence tissus mous**	10
Confirmation du **corps étranger intraœsophagien coupant (lame de rasoir)**	5

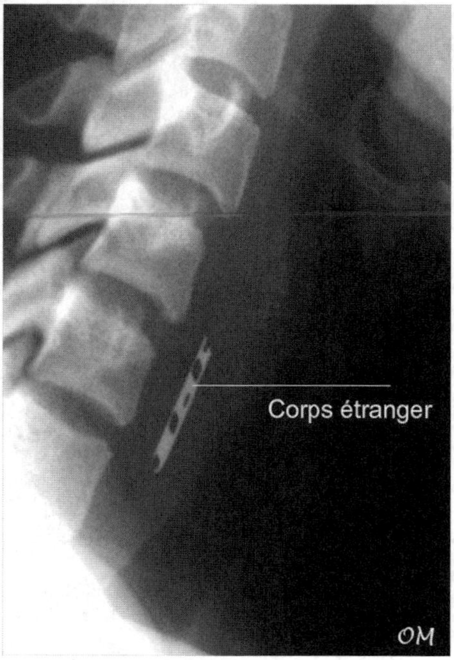

QUESTION N° 4

	14 *points*
Hospitalisation en urgence	2
Patiente laissée **à jeun**	2
Bilan préanesthésique	2
Anesthésie générale	2
et **extraction du corps étranger**,	4
sous contrôle optique au **tube rigide** avec vérification de l'ensemble de l'œsophage	2

QUESTION N° 5

	5 *points*
Perforation iatrogène de la muqueuse œsophagienne	5

QUESTION N° 6

	8 *points*
Emphysème cutané cervical à la palpation	8

QUESTION N° 7

	18 *points*
À jeun strict	2
Alimentation parentérale adaptée au ionogramme sanguin	2
Contrôle de la cicatrisation :	2
• avant réalimentation	1
• par réalisation d'un transit aux hydrosolubles	4
Antibioprophylaxie	1
Surveillance étroite clinique (palpation cervicale) et radiologique (thorax),	3
car risque de **médiastinite**	3

RÉFÉRENCES

Tran Ba Huy P, Manach Y. **Les urgences en ORL.** Rapport de la Société française d'oto-rhino-laryngologie et de chirurgie de la face et du cou, 2002.

Dubreuil C, Pignat JC, Bolot G, Céruse P. **ORL.** Collection pour le praticien. Paris : Éditions Masson, 2002.

OBJECTIF PÉDAGOGIQUE

N° 193 : Détresse respiratoire aiguë du nourrisson, de l'enfant et de l'adulte. Corps étranger des voies aériennes supérieures.

DIFFICULTÉ

2/3

Ophtalmologie

CAS CLINIQUE N° 26

Monsieur H., 69 ans, vous consulte pour une baisse d'acuité visuelle progressive datant de 1 à 2 ans. Dans ses antécédents, on note un diabète non insulinodépendant depuis 10 ans, mal équilibré (HbA1c à 8 %), une hypertension artérielle moyennement équilibrée et une insuffisance cardiaque avancée.

L'examen retrouve une acuité visuelle de 1/20 Parinaud (P) 14 à l'œil droit et de 1/10 P 8 à l'œil gauche. Il existe une cataracte bilatérale, obturante à droite. La pression intraoculaire est de 20 mmHg aux deux yeux. Le fond d'œil gauche, difficile, montre de nombreuses hémorragies dans les 4 quadrants et des exsudats.

Questions

QUESTION N° 1

Quels types de cataracte rencontre-t-on dans le diabète ?

QUESTION N° 2

Quel est le stade de la rétinopathie diabétique de ce patient ?

QUESTION N° 3

Une intervention chirurgicale vous semble-t-elle légitime ? Justifiez.

QUESTION N° 4

Quelle anesthésie proposez-vous pour cette intervention ? Justifiez.

QUESTION N° 5

Quels sont les principes de la prise en charge ophtalmologique de ce patient ? Justifiez.

QUESTION N° 6

Le patient est finalement opéré de sa cataracte droite. Malheureusement, il ne se présente pas à ses rendez-vous de consultations postopératoires. Un mois plus tard, il consulte pour une baisse de vision sur cet œil droit. Quelles en sont les causes possibles ?

QUESTION N° 7

Monsieur H. présente une rétinopathie diabétique proliférante (RDP) de l'œil droit. Quelles en sont les trois complications principales en l'absence de traitement ? Quel est le traitement de la RDP avant le stade des complications ?

QUESTION N° 8

Alors que la pression intraoculaire était stabilisée à 12 mmHg en postopératoire, le patient revient 3 mois plus tard avec un œil droit rouge et douloureux. La pression intraoculaire est de 60 mmHg. Quel diagnostic faut-il évoquer en premier ? Quel traitement proposer ?

Réponses

QUESTION N° 1 | **10 points**

Cataracte diabétique du sujet jeune (âge inférieur à 40 ans) : 2
- sous-capsulaire postérieure 3
- ou en « tempête de neige », d'évolution rapide 1

Cataracte diabétique du sujet âgé de plus de 40 ans : 2
- nucléaire ou corticonucléaire 2

La cataracte diabétique du sujet de plus de 40 ans ressemble à la cataracte sénile classique mais elle apparaît plus tôt, est six fois plus fréquente, et est d'évolution plus rapide

QUESTION N° 2 | **5 points**

Rétinopathie diabétique non proliférante sévère (= préproliférante) de l'œil gauche 3

car hémorragies rétiniennes dans les 4 quadrants 2

La rétinopathie n'est pas évaluable sur l'œil droit car le fond d'œil n'est pas accessible

QUESTION N° 3 | **10 points**

Oui : 5
- car l'acuité visuelle est très basse 2
- car la cataracte est bilatérale et entraîne un handicap fonctionnel 2
- car la cataracte gêne la surveillance et le traitement éventuel de la rétinopathie diabétique 1

QUESTION N° 4 | **10 points**

La chirurgie de la cataracte est réalisée sous anesthésie topique (locale par collyre) 5

L'anesthésie générale n'est pratiquée que si le patient n'est pas compliant et est,

a priori, contre-indiquée chez Monsieur H. du fait des antécédents 4

L'anesthésie locorégionale par injection péribulbaire ou sous-ténonienne est possible 1

Il faut toujours prévenir le patient des risques et bénéfices attendus.

QUESTION N° 5 | **25 points**

Prise en charge de la rétinopathie diabétique : 2
- angiographie à la fluorescéine 2

- traitement de la rétinopathie diabétique 2
- équilibration du diabète 1
- recherche d'une lésion rétinienne par échographie en mode B (décollement de rétine, tumeur) car le fond d'œil n'est pas visible 3

Prise en charge de la cataracte : calcul de la puissance de l'implant intraoculaire 3

Œil droit :

- Kératométrie et échographie mode A car la cataracte est obturante et ne permet pas la réalisation d'une biométrie au IOL-master 2

Œil gauche : biométrie au IOL-master

Information du patient : risques, déroulement de l'intervention 2

Traitement chirurgical : 2

- œil par œil : œil droit puis œil gauche quelques semaines après 1
- extraction de la cataracte par phaco-émulsification 2
- mise en place d'un implant intraoculaire dans le sac cristallinien pour correction de l'aphakie 1
- antibio-prophylaxie par injection intracamérulaire d'antibiotique en fin d'intervention 1

Traitement postopératoire et surveillance 1

QUESTION N° 6 — **20** *points*

Endophtalmie 5

Décollement de rétine (rhegmatogène et/ou tractionnel par rétinopathie diabétique proliférante) 5

Hémorragie intravitréenne par : 4

- décollement postérieur du vitré
- déchirure rétinienne
- RDP

Œdème maculaire (postchirurgical et/ou diabétique) 3

Glaucome néovasculaire post-RDP 3

QUESTION N° 7 — **10** *points*

Complications de la RDP :

- décollement de rétine tractionnel 2
- hémorragie intravitréenne 2
- glaucome néovasculaire 2

qui entraînent hypertonie oculaire + rubéose irienne 2

Traitement de la RDP : photocoagulation panrétinienne (PPR) rapide et complète 2

Selon l'urgence, la réalisation de l'ensemble des séances de PPR peut être réalisée sur une durée de 1-2 semaines à 6 mois.

QUESTION N° 8

10 *points*

Diagnostic :
- glaucome néovasculaire de l'œil droit 2
- sur rétinopathie diabétique proliférante 2

Traitement :
- en ambulatoire, ou en hospitalisation si douleur ou mauvais état général 2
- traitement étiologique : PPR (ou cryoapplication rétinienne sous anesthésie locorégionale si le fond d'œil n'est pas visible) en urgence 2
- traitement symptomatique de l'hypertonie oculaire (bêtabloquant collyre et mannitol contre-indiqués) : acetazolamide-Diamox IV (inhibiteur de l'anhydrase carbonique) et collyre hypotonisant 2

STADES DE LA RÉTINOPATHIE DIABÉTIQUE

Rétinopathie non proliférante minime
- *microanévrysmes*

Rétinopathie non proliférante modérée
- *microanévrysmes*
- *nodules cotonneux (« nodules dysoriques »)*
- *hémorragies rétiniennes punctiformes dans moins de 4 quadrants*

Rétinopathie non proliférante sévère (préproliférante) : règle du 4-2-1
- *hémorragies rétiniennes étendues dans 4 quadrants*
- *et/ou anomalies veineuses dans 2 quadrants ou plus*
- *et/ou anomalies microvasculaires intrarétinennes (AMIR) dans 1 quadrant ou plus*

Rétinopathie proliférante non compliquée

Néovaisseaux prérétiniens ou prépapillaires

Rétinopathie proliférante compliquée
- *hémorragie intravitréenne ou prérétinienne*
- *décollement de rétine*
- *glaucome néovascualaire*

RÉFÉRENCE

Haute Autorité de santé (2011) : **Antibioprophylaxie en chirurgie oculaire.**

OBJECTIFS PÉDAGOGIQUES

N° 233 : Diabète sucré de type 1 et 2 de l'enfant et de l'adulte.

N° 58 : Cataracte.

N° 67 : Anesthésie locale, locorégionale et générale.

DIFFICULTÉ

2/3

CAS CLINIQUE N° 27

Monsieur S., 30 ans, carrossier, consulte son ophtalmologiste pour une baisse d'acuité visuelle unilatérale gauche avec rougeur et douleur.

L'acuité visuelle est de 10/10 à l'œil droit et de 1/10 à l'œil gauche. À la lampe à fente, on retrouve à gauche un cercle périkératique, un hypopion de 3 mm. L'examen de l'œil droit est normal.

La chambre antérieure est profonde au niveau des deux yeux.

À l'interrogatoire, vous apprenez que les premiers symptômes de Monsieur S. ont commencé il y a 2 semaines : après avoir poncé une pièce métallique, il a ressenti une brève douleur à l'œil gauche qui n'a pas nécessité l'arrêt de son travail.

Enfin, Monsieur S. n'a aucun antécédent. À la dernière visite de la médecine du travail, il y a 3 mois, son acuité visuelle était de 10/10 Parinaud 2 aux deux yeux.

Questions

QUESTION N° 1

Quel est le diagnostic le plus probable ?

QUESTION N° 2

Quels sont les autres diagnostics à évoquer ?

QUESTION N° 3

Que faut-il alors rechercher à l'examen clinique ?

QUESTION N° 4

Quel(s) examen(s) complémentaire(s) réalisez-vous ?

QUESTION N° 5

Quel est l'examen paraclinique à ne pas utiliser ? Pourquoi ?
Vos examens confirment la présence d'un corps étranger intraoculaire dans le segment postérieur.

QUESTION N° 6

Quels sont les principes de votre prise en charge ?

Réponses

QUESTION N° 1	20 points
Endophtalmie subaiguë post-traumatique	15
par corps étranger intraoculaire	5

QUESTION N° 2	15 points
Devant un œil rouge et douloureux avec baisse d'acuité visuelle, il faut évoquer :	
• une uvéite aiguë	5
• une lésion cornéenne : kératite, abcès, ulcère	5
• une hypertonie oculaire : crise aiguë par fermeture de l'angle irido-cornéen, glaucome néovasculaire	5

QUESTION N° 3	15 points
Heure du dernier repas	2
Rechercher une porte d'entrée du corps étranger : conjonctivale, cornéenne	5
Rechercher un traumatisme du cristallin : brèche, cataracte	3
Fond d'œil : rechercher un corps étranger, une hyalite, un décollement de rétine	5

QUESTION N° 4	15 points
Scanner orbitaire à la recherche d'un corps étranger intraoculaire	15

QUESTION N° 5	15 points
L'IRM est contre-indiquée car elle peut mobiliser un corps étranger intraoculaire métallique	15

QUESTION N° 6	20 points
Hospitaliser le patient, garder à jeun, consultation d'anesthésie, information :	4
• sous anesthésie générale	
• traitement chirurgical :	
– prélèvements bactériologiques	4
– parage et suture d'une éventuelle plaie du globe oculaire	1
– vitrectomie pour extraction du corps étranger intraoculaire	3
– injection intravitréenne d'antibiotique : vancomycine et ceftazidine	5
• antibiothérapie par voie générale (lévofloxacine)	2
• traitements locaux postopératoires : collyres anti-inflammatoires	1

OBJECTIFS PÉDAGOGIQUES

N° 187 : Anomalie de la vision d'apparition brutale.

N° 212 : Œil rouge et/ou douloureux.

N° 293 : Altération de la fonction visuelle.

DIFFICULTÉ

2/3

CAS CLINIQUE N° 28

Une femme de 24 ans consulte aux urgences pour une vision double apparue brutalement la veille. Elle se présente avec un cache sur l'œil gauche car elle a remarqué que la vision double disparaissait avec. Elle ne signale pas de baisse d'acuité visuelle associée. Dans ses antécédents, on note un tabagisme sevré depuis 1 an. La patiente vous confie aussi avoir eu, 2 ans auparavant, un court épisode de fourmillements du bras droit.

Questions

QUESTION N° 1

Quel est votre diagnostic ? Justifiez.

QUESTION N° 2

Complétez votre examen ophtalmologique.

QUESTION N° 3

Quel est l'examen qui vous permettra de faire le diagnostic de l'œil et des muscles paralysés ?

QUESTION N° 4

L'examen que vous venez d'effectuer retrouve comme seul trouble une ophtalmoplégie internucléaire. Quelles en sont les étiologies ? Quelle est celle que vous privilégiez pour votre patiente ?

QUESTION N° 5

Quel est l'examen complémentaire d'imagerie que vous demandez ? Que recherchez-vous ?

QUESTION N° 6

L'examen que vous venez de réaliser confirme votre hypothèse diagnostique. La patiente vous demande si sa maladie peut, au cours de son évolution, être responsable d'une baisse d'acuité visuelle. Que lui répondez-vous ?

Réponses

QUESTION N° 1

20 *points*

Il s'agit d'une diplopie	10
binoculaire	5
car la diplopie ne persiste pas à l'occlusion d'un œil	5

QUESTION N° 2

20 *points*

Interrogatoire :	1
• terrain	1
• antécédent d'épisode similaire	1
• caractères de la diplopie : circonstances de survenue, mode de survenue, variations de la diplopie au cours de la journée	2
• signes associés : céphalées, vertiges, nausées, douleur	2
Inspection :	1
• attitude vicieuse ou compensatrice de la tête	1
• recherche d'un ptosis	1
• déviation du globe en position primaire	1
Examen oculomoteur :	2
• examen de la motilité oculaire dans les différentes positions du regard	1
• examen sous écran ou cover test	1
• examen au verre rouge	1
• examen des réflexes pupillaires	1
Acuité visuelle	1
Fond d'œil	1
L'examen portera sur les deux yeux !	1

QUESTION N° 3

10 *points*

Examen coordimétrique de Hess-Lancaster	10

QUESTION N° 4

20 *points*

Les étiologies d'ophtalmoplégie internucléaire sont :	
• la sclérose en plaques	2
• un accident vasculaire du tronc cérébral	2
• une tumeur du tronc cérébral	2
• une malformation d'Arnold-Chiari	1
• la syphilis	1
Le diagnostic le plus probable pour cette patiente est la sclérose en plaques, sur :	4
• l'âge de survenue	2
• le sexe féminin	2
• la présence d'un épisode ancien de paresthésie	2
• l'épisode actuel d'ophtalmoplégie internucléaire	2

QUESTION N° 5 **20 points**

IRM :	5
• cérébrale	3
• et médullaire	3
• avec séquences T1, T2, avec et sans injection	2
• à la recherche de lésions prenant le gadolinium, d'hypersignaux T2 de la substance blanche sus- et sous-tentoriels et périventriculaires	7

QUESTION N° 6 **10 points**

Oui	3
Par l'atteinte du nerf optique (II),	3
réalisant une névrite optique rétrobulbaire (NORB)	4

OBJECTIFS PÉDAGOGIQUES

N° 125 : Sclérose en plaques.

N° 304 : Diplopie.

DIFFICULTÉ

2/3

CAS CLINIQUE N° 29

Vous recevez dans votre service d'ophtalmologie un patient de 66 ans, diabétique de type 2, découvert fortuitement il y a 15 ans. Ce patient a un suivi médical très irrégulier, sa dernière visite chez vous remonte à 3 ans.

Le bilan, lors de cette dernière visite, montrait alors :
- taille = 1,70 m, poids = 88 kg
- pression artérielle = 120/60 mmHg
- glycémie à jeun = 9 mmol/L, HbA1c = 8,2 %.

Examen ophtalmologique :
- acuité visuelle
  - OD = 10/10, Parinaud 2 avec – 8,00 dioptries addition de + 2,50 dioptries
  - OG = 10/10, Parinaud 2 avec – 7,75 dioptries addition de + 2,50 dioptries
- fond d'œil : microanévrysmes avec quelques exsudats secs sans hémorragies rétiniennes des deux yeux

Il se présente ce jour pour une baisse de l'acuité visuelle (BAV) brutale de l'œil droit spontanée, alors qu'il « voyait très bien le matin même ». L'œil droit est blanc et indolore. La vision de l'œil gauche est inchangée.

On retrouve à l'examen de l'œil droit :
- acuité visuelle : 1/10, avec correction appropriée ; Parinaud > 14
- la lampe à fente (LAF) : segment antérieur normal, cristallin clair
- tonus oculaire = 18 mmHg
- fond d'œil réalisé sur l'œil droit invisible, car il existe un vitré hématique

Questions

QUESTION N° 1

Dans ce contexte, quelles causes de baisse d'acuité visuelle brutale évoquez-vous ?

QUESTION N° 2

Quel élément d'examen ophtalmologique fondamental n'est pas mentionné ? Que devez-vous y rechercher ?

QUESTION N° 3

Les signes que vous recherchez au fond d'œil sont présents à gauche. Le patient est sous metformine (850 mg, 1 cp/jour), prescrite par son médecin traitant. Il n'a d'ailleurs pas revu ce dernier depuis plus de 6 mois et n'a pas réalisé les examens qu'il lui avait prescrits. Ce jour, l'examen clinique retrouve : taille = 1,70 m, poids = 89 kg, auscultation cardiovasculaire normale, PA = 150/90 mmHg, pouls = 65 bpm, température = 37,1 °C. L'examen neurologique montre une hypoesthésie symétrique et distale des membres inférieurs au monofilament et au diapason. L'examen des pieds est normal.
Quelles complications chroniques sont à suspecter chez ce patient ? Quels examens complémentaires doivent être prescrits pour les dépister et les évaluer ?

QUESTION N° 4

Quelle est la conduite à tenir immédiate ?

QUESTION N° 5

Le bilan réalisé retrouve : glycémie = 9,5 mmol/L, HbA1c = 9 %, cholestérol LDL calculé = 2 g/L, triglycérides normaux, NFP et ionogramme sanguin normaux, créatininémie = 73 µmol/L, albuminurie des 24 h = 250 mg, ECG et radio de thorax sans anomalies. Quelles conclusions tirez-vous de ces résultats ?

QUESTION N° 6

Expliquez au patient son état de santé ainsi que la prise en charge à moyen et long terme et ses enjeux.

Réponses

QUESTION N° 1

15 *points*

La baisse d'acuité visuelle brutale de l'œil droit peut être expliquée par :

- hémorragie intravitréenne (HIV) dans le cadre d'une rétinopathie diabétique proliférante (RDP) compliquée 8
- décollement de rétine compliqué d'HIV, chez un diabétique avec myopie forte 4
- moins évocateur devant l'installation brutale de l'HIV : occlusion de l'artère centrale de la rétine, occlusion de la veine centrale de la rétine, occlusions d'une branche artérielle ou veineuse 3

QUESTION N° 2

15 *points*

Fond d'œil controlatéral de l'OG, à la recherche de : 8

- signes de rétinopathie diabétique non proliférante (RDNP) : microanévrysmes, AMIR, microhémorragies en flammèches, exsudats, nodules cotonneux, dilatation veineuse, œdème rétinien/maculaire 2
- signes de RDP : néovascularisation, prolifération fibrovasculaire (membranes), complications (décollement de rétine, HIV, rubéose irienne)........ 5

QUESTION N° 3

25 *points*

Complications à rechercher :

- polyneuropathie diabétique à prédominance sensitive, symétrique, distale (typiquement en chaussette), devant l'atteinte de la sensibilité épicritique et de la pallesthésie 2
- néphropathie diabétique, devant HTA (à confirmer), évolution du diabète > 5 ans, rétinopathie associée 2
- complications cardiovasculaires (athérome) : risque très élevé chez le diabétique de type 2, dans le cadre d'une macroangiopathie, d'autant plus qu'il existe une atteinte rétinienne, une HTA et une atteinte rénale probable........ 2

Organisation urgente d'un bilan multidisciplinaire :

Bilan du diabète :

- glycémie à jeun veineuse et dosage HbA1c 2

Bilan cardiovasculaire +++

- ECG, radiographie de thorax 3
- bilan lipidique complet (cholestérol total, HDL, triglycérides)........ 2
- NFP, bilan de coagulation 2

Bilan rénal :

- BU/ECBU (glycosurie, cétonurie, protéinurie), ionogramme sanguin, créatininémie 2
- protéinurie des 24 h, albuminurie des 24 h si protéinurie négative +++ 2
- écho-Doppler des artères rénales +++ : recherche de sténose des artères rénales devant le risque cardiovasculaire et avant mise en route d'un traitement par IEC ou sartans 2

Bilan ophtalmologique :
- échographie oculaire en mode B +++ de l'œil droit à la recherche de décollement de rétine car le fond d'œil droit est impossible 2
- angiographie à la fluorescéine +++ (bilan de la RDP, préthérapeutique) 2

QUESTION N° 4 — **15 points**

Hospitalisation pour bilan et traitement 3

Discuter une insulinothérapie devant le déséquilibre du diabète et les complications graves ophtalmologiques (arrêt des biguanides en attendant le bilan de la néphropathie), pour contrôler une normalisation progressive de la glycémie (équilibre trop rapide pouvant aggraver la rétinopathie) 6

Photocoagulation panrétinienne au laser argon en urgence de l'œil gauche devant cette RDP évoluée. 6

Traitement de l'œil droit dès résorption de l'hémorragie intravitréenne

QUESTION N° 5 — **15 points**

Diabète déséquilibré 5

Hypercholestérolémie isolée, risque athérogène élevé 5

Microalbuminurie, sans insuffisance rénale (clairance calculée à 105 mL/min), évocatrice de néphropathie diabétique, sans écarter d'autres causes dans ce contexte (néphroangiosclérose car HTA) 5

QUESTION N° 6 — **15 points**

Education du patient sur le traitement au long cours et les risques encourus 2

Information claire, loyale et adaptée sur sa maladie et son niveau d'évolution :.. 2
- diabète de type 2 évolué, avec retentissement viscéral grave
- rétinopathie potentiellement cécitante
- néphropathie probable au stade débutant mais pouvant rapidement évoluer vers l'insuffisance rénale, pouvant nécessiter la greffe rénale
- risque cardiovasculaire associé élevé à ce stade de la maladie

Le pronostic fonctionnel et vital peut être engagé à court et long terme 2

Nécessité d'un équilibre strict du diabète : 2
- objectifs de glycémie < 5,5 mmol/L, HbA1c < 6,5 %
- perte de poids et exercice physique adapté
- adaptation des antidiabétiques oraux
- mise sous insulinothérapie si diabète non contrôlé ou évolution vers une insuffisance rénale

Contrôle du risque cardiovasculaire : 2
- règles hygiénodiététiques sus-citées
- régime sans sel
- contrôle PA < 125/75 par IEC ou mieux par sartans (après avoir éliminé une sténose des artères rénales)
- statines pour contrôler l'hypercholestérolémie

Contrôle de la RDP : photocoagulation panrétinienne sur le 2e œil le plus rapidement possible 2

Nécessité d'un suivi rapproché, régulier, multidisciplinaire, entre endocrinologue, ophtalmologiste, cardiologue, néphrologue 2

Prise en charge à 100 % 1

OBJECTIFS PÉDAGOGIQUES

N° 1 : La relation médecin-malade. L'annonce d'une maladie grave. La formation du patient atteint de maladie chronique. La personnalisation de la prise en charge médicale.

N° 6 : Le dossier médical. L'information du malade. Le secret médical.

N° 233 : Diabète sucré de type 1 et 2 de l'enfant et de l'adulte.

N° 287 : Trouble de la réfraction.

N° 293 : Altération de la fonction visuelle.

N° 328 : Protéinurie et syndrome néphrotique chez l'enfant et chez l'adulte.

DIFFICULTÉ

3/3

CAS CLINIQUE N° 30

Un homme de 47 ans vous consulte devant l'apparition d'un « flou de l'œil droit » d'apparition récente.

L'acuité visuelle est chiffrée à 1/20 faible Parinaud > 14 non améliorable à droite et 10/10 Parinaud 2 à gauche sans correction.

Vous aviez examiné ce patient il y a 4 mois pour un contrôle à la suite d'une contusion oculaire violente sur son lieu de travail. L'examen ophtalmologique était normal en dehors d'une ulcération cornéenne qui a cicatrisé normalement.

Aujourd'hui, vous retrouvez au fond d'œil un décollement de rétine inférieur prédominant dans le secteur temporal, atteignant la macula.

Questions

QUESTION N° 1

Quel est le champ visuel atteint par le décollement de rétine ? Comment expliquer l'acuité visuelle de près à Parinaud > 14 ?

QUESTION N° 2

Quels signes fonctionnels auraient pu alerter le patient dans les jours précédents ?

QUESTION N° 3

Quel(s) examen(s) complémentaire(s) demandez-vous à visée diagnostique ?

QUESTION N° 4

Vous retrouvez une dialyse rétinienne à l'origine du décollement de rétine. Qu'est-ce qu'une dialyse et quel en est le mécanisme d'apparition chez ce patient ?

QUESTION N° 5

Quelles sont les grandes lignes de votre prise en charge ?

QUESTION N° 6

Quelles informations donnez-vous au patient ?

QUESTION N° 7

Le patient vous demande de « faire passer » le décollement de rétine en accident du travail. Qu'en pensez-vous ? Quels en seraient les avantages ?

Réponses

QUESTION N° 1 — **15** *points*

Le champ visuel atteint est supérieur, surtout nasal, car le décollement de la rétine est inférieur et temporal 10

La mauvaise vision centrale est expliquée par l'atteinte maculaire 5

QUESTION N° 2 — **15** *points*

Phosphènes (éclairs lumineux) 5

Myodesopsies (mouches volantes) 5

Scotome (voile) 5

QUESTION N° 3 — **10** *points*

Aucun, le diagnostic de décollement de rétine est clinique, ... 10

au fond d'œil au verre à 3 miroirs pour localiser le décollement et rechercher des déhiscences

QUESTION N° 4 — **15** *points*

Il s'agit d'une désinsertion de la rétine au niveau de l'ora serrata 5

Le mécanisme en est une dialyse post-traumatique (contusion violente) 10

QUESTION N° 5 — **25** *points*

Urgence chirurgicale ophtalmologique relative (les DR urgents à opérer sont les DR à macula non encore décollée, surtout supérieurs) 5

Schéma du décollement de rétine avec repérage de l'ensemble des déhiscences 5

Repos au lit strict dans une position opposée à la rétine décollée (ici : pieds plus bas que la tête devant un DR inférieur, tête surélevée) 5

Traitement chirurgical sous anesthésie générale, avec 2 buts : 10

- réappliquer la rétine :
  - par indentation épisclérale (éponge suturée à la sclère à l'extérieur de l'œil)
  - ou par tamponnement interne par du gaz injecté dans l'œil après vitrectomie
- éviter les récidives en créant une cicatrice adhésive entre la rétine et la choroïde (cryoapplication ou laser)

QUESTION N° 6 — **10** *points*

Information sur la pathologie :

- le décollement de rétine est une pathologie grave, ... 2
- la récupération visuelle n'est pas assurée, elle dépend de l'état de la rétine avant l'intervention et ne peut être jugée avant plusieurs mois. 2

Information sur la technique chirurgicale, les risques, l'anesthésie :

- le traitement du décollement de rétine peut se faire par voie externe (sans rentrer dans l'œil) en positionnant une éponge autour de l'œil 2

- ou par voie interne (en rentrant des instruments dans l'œil) par vitrectomie....... 2
- plusieurs interventions chirurgicales peuvent être nécessaires pour recoller la rétine........ 2

QUESTION N° 7 **10** *points*

Oui, cela est justifié : 4
- la désinsertion est pathognomonique du traumatisme oculaire........ 4
- meilleure prise en charge médicale et professionnelle (indemnités journalières optimales) si l'accident de travail est reconnu........ 2

OBJECTIFS PÉDAGOGIQUES

N° 109 : Accidents du travail et maladies professionnelles : définitions.

N° 187 : Anomalie de la vision d'apparition brutale.

N° 293 : Altération de la fonction visuelle.

DIFFICULTÉ

3/3

CAS CLINIQUE N° 31

Monsieur Jean A., 72 ans, d'origine asiatique, se présente à votre cabinet de consultation en urgence, à 10 heures du matin, pour douleur et baisse d'acuité visuelle de l'œil droit.

Dans ses antécédents, on note :
- une cholécystectomie en février 1996
- une insuffisance cardiaque, traitée par furosémide-Lasilix® (40 mg/jour) et digoxine (1 cp/jour)
- un traitement par trihexyphénidyle-Artane® 15 mg (1 cp le matin) depuis quelques jours pour un tremblement de type extrapyramidal
- un traitement par bromazepam-Lexomil®, 1 comprimé par jour depuis 3 semaines

Lors du dernier examen ophtalmologique :
- œil droit : amétropie connue et corrigée de + 3,0D de loin, addition + 2,0D de près
- œil gauche : + 3,5D de loin, addition + 2,0D de près

Depuis 8 heures du matin il se plaint de violentes algies faciales droites avec une baisse de l'acuité visuelle à droite. Il a déjà vomi 2 fois.

À l'examen, vous notez :
- acuité visuelle :
  - œil droit = compte les doigts à 1 mètre, Parinaud > 14
  - œil gauche = 10/10, Parinaud 2

À la lampe à fente, vous observez à l'œil droit les éléments suivants :
- cercle périkératique ; semi-mydriase aréflexique ; pas de rubéose irienne ; buée cornéenne
- chambre antérieure étroite voire plate en périphérie
- pas de précipités rétrodescémétiques ; Tyndall fin à 1 croix
- pression intraoculaire = 50 mmHg
- fond d'œil sans dilatation mal vu
- angle fermé sur 360° sans néovaisseaux visibles

L'œil gauche ne présente aucune anomalie en dehors d'un angle étroit

Vous portez le diagnostic de crise aiguë par fermeture de l'angle au niveau de l'œil droit.

Questions

QUESTION N° 1

Justifiez le diagnostic positif (en rapportant les seuls signes de diagnostic positif). Quels diagnostics différentiels pouvez-vous évoquer ?

QUESTION N° 2

Quels sont les facteurs favorisant une crise aiguë par fermeture de l'angle retrouvés dans cette observation ? Quelles classes médicamenteuses peuvent favoriser une crise aiguë de fermeture de l'angle ?

QUESTION N° 3

Quel traitement instaurez-vous (sans la surveillance) ?

QUESTION N° 4

Quelle est votre surveillance ophtalmologique et les complications possibles ?

QUESTION N° 5

Si cet épisode résiste au traitement médical maximal, que peut-on proposer ?

QUESTION N° 6

Le traitement proposé à la question précédente a été mis en œuvre. Cependant, à J1 postopératoire, l'examen clinique retrouve au niveau de l'œil droit :

- pression intraoculaire à 60 mmHg
- douleur oculaire atroce
- cercle périkératique intense
- buée cornéenne totale
- athalamie.

Quel est votre diagnostic ? Quels sont les grands principes de votre traitement ?

Réponses

QUESTION N° 1 — **15** *points*

Diagnostic positif : tous les signes cliniques positifs sauf Tyndall +
- acuité visuelle effondrée ... 2
- cercle périkératique ; ... 1
- semi-mydriase aréflexique ; ... 1
- buée cornéenne ; ... 1
- chambre antérieure étroite ; ... 1
- pression intraoculaire élevée ... 2
- signes généraux ... 1

Diagnostic différentiel (pas de rubéose et pas de précipités rétrodescémétiques) :
- autres glaucomes (néovasculaire, malin, mixte, à angle ouvert, secondaire) ... 3
- uvéite antérieure hypertensive ... 3

QUESTION N° 2 — **15** *points*

Facteurs prédisposants : origine asiatique, âge, hypermétropie ... 6

Facteurs déclenchants : traitement anticholinergique ... 2

Médicaments à risque : ... 7
- antihistaminiques
- théophylline
- phénothiazines
- psychostimulants
- antidépresseurs
- anticholinergiques
- neuroleptiques
- sympathomimétiques et parasympathicolytiques
- vasodilatateurs : IMAO

QUESTION N° 3 — **25** *points*

Traitement médical de la CAFA en urgence ... 2

Hospitalisation ... 2

Bilan : ionogramme sanguin, urée, créatininémie, glycémie ... 2

Hypotonisants IV :
- acétalozamide-Diamox® 500 mg voie intraveineuse pour diminuer la sécrétion d'humeur aqueuse ... 5
- mannitol 20 % voie intraveineuse, 250 cc en 20 min ... 2
pour déshydrater le vitré
- antalgiques ... 1

Traitement local :
- œil atteint (droit)
collyre hypotonisant : α2 (pas de bêtabloquants ici) ... 2
une fois le tonus diminué (dès la levée du blocage pupillaire) ; collyre myotique : Pilocarpine® 1 goutte toutes les 10 minutes jusqu'au myosis, puis 1 goutte 4 fois par jour ... 2

- œil adelphe (gauche) : immédiatement, collyre Pilocarpine®, 1 goutte 4 fois par jour 2

Sur l'œil atteint, dès que la PIO est redevenue normale et que la cornée s'est éclaircie :
- iridotomie périphérique au laser Yag permet de rétablir le passage d'humeur aqueuse en chambre antérieure, même si survenait à nouveau un blocage pupillaire 3
- iridotomie périphérique préventive de l'œil adelphe 2

QUESTION N° 4 **15 *points***

Surveillance : suivi régulier de la tension oculaire, examen à la lampe à fente, gonioscopie et champ visuel 5

Complications :
- bilatéralisation ++ 2
- œdème chronique de la cornée (perte endothéliale +++ si la crise se prolonge) 1
- atrophie irienne 1
- cataracte 2
- glaucome malin 1
- occlusion de la veine ou de l'artère centrale de la rétine 1
- neuropathie optique glaucomateuse 1
- atrophie optique et cécité +++ 1

QUESTION N° 5 **15 *points***

Traitement chirurgical : chirurgie filtrante type trabéculectomie de l'œil droit 15

QUESTION N° 6 **15 *points***

Diagnostic de la complication : glaucome malin de l'œil droit 15

OBJECTIFS PÉDAGOGIQUES

N° 187 : Anomalie de la vision d'apparition brutale.

N° 212 : Œil rouge et/ou douloureux.

N° 293 : Altération de la fonction visuelle.

DIFFICULTÉ

1/3

CAS CLINIQUE N° 32

Monsieur G., 56 ans, consulte à votre cabinet pour un deuxième avis. En effet, il a consulté hier, pour la première fois, un confrère ophtalmologiste, qui a trouvé une pression intraoculaire élevée.

Dans ses antécédents, on note : une hypertension artérielle traitée, un asthme dont la dernière crise remonte à plus de 10 ans.

Votre examen clinique retrouve :

Acuité visuelle :
- œil droit : 10/10e ; P2 avec -1,50 (-0,50) 70°
- œil gauche : 10/10e ; P2 avec -1,00 (-0,75) 90°

Tonus oculaire :
- œil droit : 21 mmHg
- œil gauche : 22 mmHg

Segment antérieur sans anomalie

Fond d'œil :
- œil droit : c/d = 0,5
- œil gauche : c/d = 0,4

Questions

QUESTION N° 1

Expliquez la notion de c/d.

QUESTION N° 2

Quel diagnostic évoquez-vous ? Sur quels arguments ?

QUESTION N° 3

Détaillez votre examen clinique.

QUESTION N° 4

Demandez-vous des examens complémentaires ? Si oui, le(s)quel(s) ?

QUESTION N° 5

Quelles informations donnez-vous au patient sur sa pathologie ?

QUESTION N° 6

L'examen que vous avez demandé vous est présenté ci-dessous, interprétez-le.

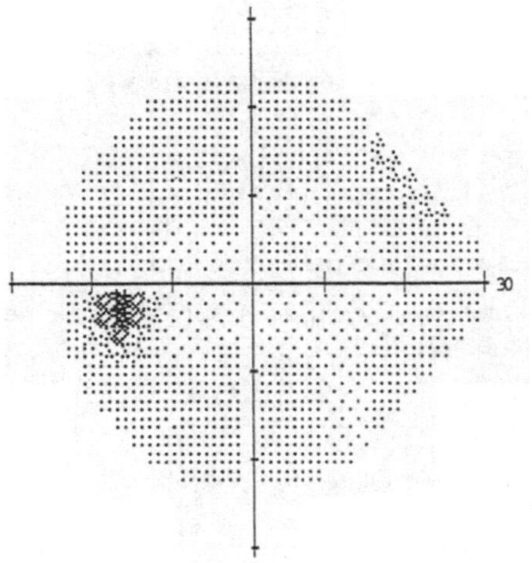

Œil gauche

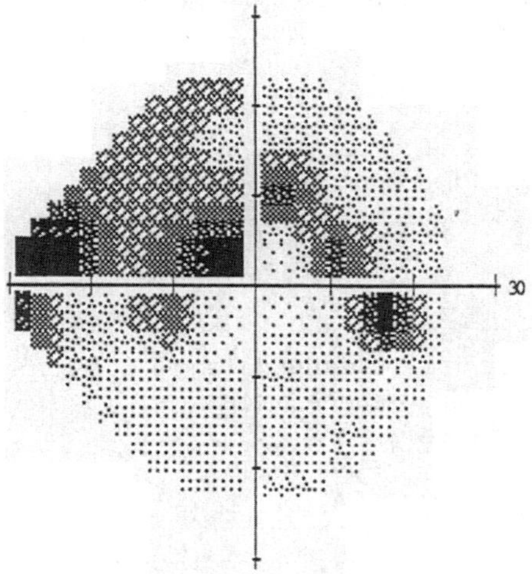

Œil droit

QUESTION N° 7

Quels traitements médicamenteux pouvez-vous proposer à Monsieur G. ? Quelle sera votre surveillance ophtalmologique ?

QUESTION N° 8

Quelles sont les possibilités thérapeutiques en cas d'échec du traitement médical ?

Réponses

QUESTION N° 1 — **10 *points***

Rapport cup-disc	5
Permet d'apprécier l'excavation de la papille (nerf optique)	5
Une papille excavée est une papille creusée en son centre par perte des fibres nerveuses du nerf optique	

QUESTION N° 2 — **20 *points***

Glaucome primitif à angle ouvert bilatéral	10
Arguments :	
• âge	2
• acuité visuelle conservée	2
• œil calme	2
• atteinte du nerf optique : excavation papillaire pathologique	2
• pression intraoculaire élevée	2

QUESTION N° 3 — **10 *points***

Interrogatoire :	1
• antécédents familiaux de glaucome	3
• antécédents personnels : diabète ?, HTA ?	
• mode de vie	
Examen clinique :	
• mesure de la pression intraoculaire	
• gonioscopie : appréciation de l'ouverture de l'angle irido-cornéen (ouvert)	4
• pachymétrie : mesure de l'épaisseur de la cornée	2
• fond d'œil : excavation papillaire	

QUESTION N° 4 — **15 *points***

Oui :	5
• bilan fonctionnel : champ visuel	5
automatisé (périmétrie)	2
• bilan de structure : mesure de l'épaisseur des fibres optiques	2
au niveau de la papille : OCT ou GDx ou HRT	
• photos du fond d'œil	1
(permet de suivre l'évolution de l'excavation papillaire)	

QUESTION N° 5 — **10 *points***

Annonce diagnostic : glaucome chronique	1
Pathologie chronique grave	1
Atteinte du nerf optique : perte de fibres nerveuses	2
Atteinte du champ visuel périphérique progressif	1
But du traitement : ralentir la progression du glaucome en agissant sur la pression intraoculaire	5
Traitements possibles : collyres, laser ou chirurgical	

QUESTION N° 6 — **10 *points***

Champ visuel automatisé (périmétrie statique) 1

Œil gauche : champ visuel normal : 2

tache aveugle physiologique (15° temporal)

Œil droit : atteinte du champ visuel, scotome arciforme supérieur de Bjerrum... 5

En faveur d'une atteinte glaucomateuse chronique de l'œil droit 2

QUESTION N° 7 — **15 *points***

Éducation et information du patient

Traitement à vie 2

On débute par une monothérapie : 1

- collyre dérivé des prostaglandines (Xalatan®, Travatan®, Lumigan®) 3
- collyre alpha-agonistes (Alphagan®, Iopidine®) 3
- collyre inhibiteur de l'anhidrase carbonique (Azopt®, Trusopt®) 3

Contre-indication aux collyres bêtabloquants (antécédent d'asthme).

0 à la question si prescription de bêtabloquants.

Surveillance :

- pression intraoculaire 2
- examen des deux papilles optiques et des fibres rétiniennes 2
- champ visuel tous les 6 à 12 mois, selon la sévérité du tableau 2
- délai à 1 mois (pour contrôler la baisse de la PIO), à 6 mois puis tous les 6 mois ou 12 mois

En première intention, on prescrit soit un collyre bêtabloquant, soit un collyre dérivé des prostaglandines.

QUESTION N° 8 — **10 *points***

Traitement laser : trabéculoplastie 5

Traitement chirurgical 5

Chirurgie filtrante : trabéculectomie ou sclérectomie profonde non perforante

OBJECTIF PÉDAGOGIQUE

N° 240 : Glaucome chronique.

DIFFICULTÉ

2/3

CAS CLINIQUE N° 33

Madame D., 65 ans, consulte en urgence pour une baisse brutale de l'acuité visuelle de l'œil droit, découverte le matin même au réveil, sans douleur ni rougeur.

La patiente est en bon état général. Ses antécédents personnels comportent une appendicectomie en 1961 et un syndrome dépressif. Pas d'antécédents familiaux. Durant la consultation, elle décrit par ailleurs un épisode d'hémiparésie brachiofaciale survenu il y a 2 mois, qui avait spontanément régressé en quelques heures et pour lequel elle n'avait pas consulté.

Questions

QUESTION N° 1

Quels sont les diagnostics à évoquer devant cette baisse brutale d'acuité visuelle sur un œil blanc et indolore ?

QUESTION N° 2

L'examen retrouve les éléments suivants :

ŒIL DROIT	ŒIL GAUCHE
- œil blanc, indolore	- œil blanc, indolore
- acuité visuelle : compte les doigts à 1 mètre ; Parinaud > 14	- acuité visuelle : 8/10 avec - 2D ; Parinaud 2
- pression intraoculaire : 12 mmHg	- pression intraoculaire : 14 mmHg
- segment antérieur normal	- segment antérieur normal
- fond d'œil dilaté : œdème rétinien avec macula « rouge cerise », rétrécissement artériel diffus	- fond d'œil dilaté : normal

Quel est votre diagnostic ? Une étiologie peut-elle être évoquée ?

QUESTION N° 3

Quels examens complémentaires prescrivez-vous ?

QUESTION N° 4

Interprétez le document ci-après.

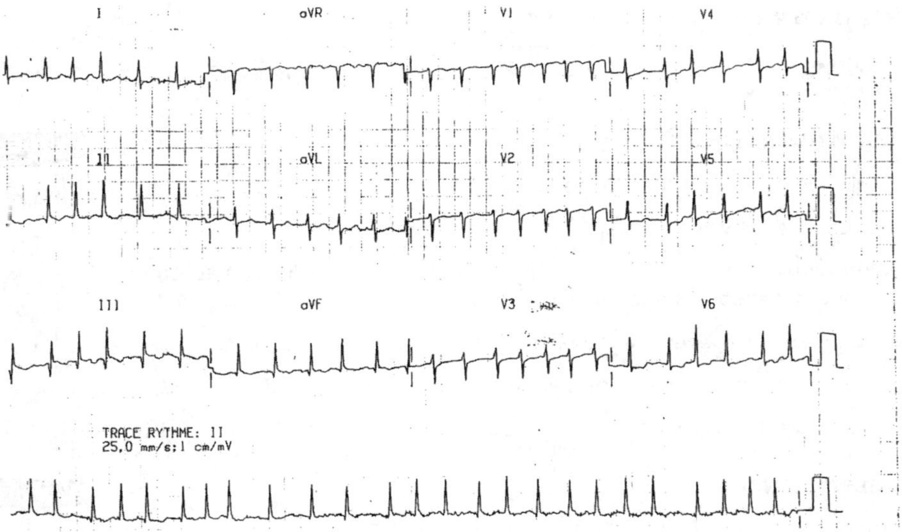

QUESTION N° 5

Quelles sont les grandes lignes de votre prise en charge ?

QUESTION N° 6

Trois semaines plus tard, la patiente revient en urgence pour une épistaxis. Son traitement comporte : fluindione-Préviscan® (3/4 cp/jour) et kétoprofène-Profénid® (automédication pour gonalgies). Le bilan biologique retrouve : plaquettes = 250 G/L, Hb = 12,5 g/dL, GB = 6 G/L, INR = 4,9. Quel est votre traitement ?

QUESTION N° 7

Plusieurs années plus tard, Madame D. se plaint d'une baisse progressive de l'acuité visuelle. L'examen ophtalmologique retrouve une acuité visuelle à l'œil droit à « compte les doigts à 1 mètre », à l'œil gauche à 3/10, une cataracte bilatérale, et au fond d'œil une atrophie optique droite séquellaire.

Quel traitement proposez-vous ? De quel bilan sera-t-il précédé ?

QUESTION N° 8

Quelle information délivrez-vous à la patiente concernant ce traitement ?

Réponses

QUESTION N° 1 — 12 *points*

Occlusion de l'artère centrale de la rétine droite	2
Occlusion de la veine centrale de la rétine droite	2
Neuropathie optique droite : neuropathie optique rétrobulbaire, neuropathie optique ischémique antérieure aiguë	2
Maculopathie dégénérative ou inflammatoire droite	2
Décollement de rétine avec atteinte maculaire droite	2
Hémorragie intravitréenne droite	2

QUESTION N° 2 — 12 *points*

Occlusion de l'artère centrale de la rétine de l'œil droit	4
Une origine cardioembolique peut être suspectée devant l'antécédent neurologique,	3
évocateur d'accident ischémique transitoire touchant l'hémisphère gauche	3
En effet, le caractère bilatéral des épisodes, chez une patiente n'ayant pas de facteurs de risque cardiovasculaires, doit faire envisager des embolies d'origine cardiaque	2

QUESTION N° 3 — 15 *points*

Examens complémentaires à visée étiologique :	
• VS et CRP en urgence (éliminer une maladie de Horton)	3
• NFP, bilan d'hémostase (recherche de thrombophilie)	2
• glycémie à jeun et bilan lipidique (recherche de facteurs de risque d'athérosclérose)	2
• ECG (trouble du rythme emboligène), voire Holter ECG	2
• échographie cardiaque transthoracique, voire transœsophagienne,	2
à la recherche de valvulopathie, thrombus intracardiaque, foramen ovale perméable	2
• biopsie d'artère temporale en cas de suspicion de Horton	2

QUESTION N° 4 — 12 *points*

ECG 12 dérivations, montrant :	2
• rythme irrégulier, non sinusal	2
• fréquence : tachycardie à environ 150 bpm	2
• pas d'activité auriculaire organisée, trémulation polymorphe de la ligne de base	2
• QRS fins	2
Conclusion : fibrillation auriculaire (AC/FA)	2

QUESTION N° 5 — **15** *points*

Il s'agit d'une urgence thérapeutique : hospitalisation en urgence 2

Traitement étiologique (prévention d'une atteinte de l'œil adelphe) = traitement de l'occlusion vasculaire et de la AC/FA à 3 en droits : 1
- anticoagulation : héparine non fractionnée, 500 UI/kg/j au pousse-seringue électrique (TCA cible entre 1,5 et 2,5 fois le témoin) puis relais précoce par AVK 2
- ralentissement de la cadence ventriculaire par digoxine IV puis relais *per os* 2
- à distance, tentative de cardioversion si persistance de la FA : choc électrique externe ou cardioversion médicamenteuse 2

Bilan étiologique de la FA : ionogramme sanguin (kaliémie) et bilan thyroïdien, radiographie pulmonaire, échographie cardiaque 2

Traitement de l'œil droit (atteinte souvent irréversible) : local (massage du globe, parfois ponction de chambre antérieure...), IV (vasodilatateurs, acétazolamide) 2

Surveillance : 2
- ophtalmologique : acuité visuelle, tonus oculaire, fond d'œil, angiographie
- cardiologique : ECG, pouls, échographie cardiaque, TCA (et NFP) puis INR
- neurologique

QUESTION N° 6 — **12** *points*

Il s'agit d'un surdosage en antivitamines K, ... 2

probablement favorisé par une interaction médicamenteuse entre AVK et AINS 2

Traitement local de l'épistaxis : mouchage, position demi-assise penchée en avant, compression bidigitale puis, si inefficace, tamponnement antérieur voire antérieur et postérieur 2

Adaptation de l'anticoagulation : arrêt des AVK* pendant 24 heures puis reprise à posologie inférieure (1/2 cp/j) 2

Arrêt des AINS, remplacés par des antalgiques sans interaction, par exemple paracétamol 2

Éducation de la patiente sur les risques liés à l'automédication 1

Surveillance : épistaxis, pouls, tension, INR quotidien jusqu'à équilibre 1

L'administration de vitamine K1 et de PPSB (Kaskadil®) n'est pas indiquée car le pronostic vital ou fonctionnel n'est pas menacé. Il en serait différemment en cas d'hémorragie intracérébrale.

QUESTION N° 7 — **12** *points*

On propose un traitement chirurgical de l'œil gauche, devant la gêne fonctionnelle avec une acuité visuelle inférieure à 4/10 : 2

phacoémulsification et mise en place d'un implant de chambre postérieure 2

sous anesthésie locale 2

Le bilan préthérapeutique comprend :

- examen clinique ophtalmologique complet pour préciser : l'acuité visuelle préopératoire, le type de cataracte, l'absence d'une autre atteinte pouvant expliquer la BAV, compliquer la chirurgie ou limiter la récupération visuelle après chirurgie 2
- calcul de la puissance de l'implant intraoculaire : kératométrie et longueur axiale 2
- consultation d'anesthésie et bilan préopératoire standard 2

QUESTION N° 8 **10** *points*

L'information sera claire, loyale et appropriée (code de déontologie) sur les bénéfices attendus et les complications les plus fréquentes ou les plus graves liées au traitement 2

On expliquera à la patiente :

- que la cataracte est une opacification du cristallin, liée à l'âge, qui en l'absence de traitement peut évoluer vers la cécité ou se compliquer (CAFA, uvéite phakoantigénique, glaucome phakolytique) 3
- que l'opération consiste à extraire le cristallin et à le remplacer par un implant 2
- que des complications sont possibles : précoces (liées à l'anesthésie, rupture capsulaire postérieure, œdème de cornée, hypo- ou hypertonie, endophtalmie) ou tardives (décollement de rétine, œdème maculaire cystoïde, décentrement de l'implant, opacification capsulaire postérieure) 3

OBJECTIFS PÉDAGOGIQUES

N° 6 : Le dossier médical. L'information du malade. Le secret médical.

N° 58 : Cataracte.

N° 133 : Accidents vasculaires cérébraux.

N° 171 : Recherche d'un terrain à risque et adaptation thérapeutique. Interactions médicamenteuses.

N° 175 : Prescription et surveillance d'un traitement antithrombotique.

N° 182 : Accidents des anticoagulants.

N° 187 : Anomalie de la vision d'apparition brutale.

N° 236 : Fibrillation auriculaire.

N° 293 : Altération de la fonction visuelle.

N° 309 : Électrocardiogramme : indications et interprétations.

N° 313 : Épistaxis (avec le traitement).

DIFFICULTÉ

3/3

CAS CLINIQUE N° 34

Vous êtes interne de garde au service d'accueil des urgences. Vous recevez des parents inquiets, vous expliquant que leur fillette de 3 ans et demi louche de plus en plus et que ses deux yeux « regardent son nez », surtout quand elle est fatiguée. Ils ont remarqué cette déviation du regard depuis 8 mois mais n'ont pas consulté plus tôt car la petite se porte bien et n'a aucun antécédent médical.

Questions

QUESTION N° 1

Quel est le diagnostic le plus probable ?

QUESTION N° 2

Quel diagnostic différentiel cherchez-vous à éliminer ?

QUESTION N° 3

Quels sont les éléments principaux de votre examen clinique ?

QUESTION N° 4

Quelles sont les deux étiologies organiques que vous cherchez à éliminer ? Par quel signe peuvent-elles d'emblée être suspectées ?

QUESTION N° 5

Quel est le risque d'une prise en charge retardée ?

QUESTION N° 6

Quelles sont les bases du traitement ?

Réponses

QUESTION N° 1 **20** *points*

Le diagnostic le plus probable est :
- un strabisme convergent (ésotropie) 10
- de type accommodatif 5
- secondaire à une hypermétropie 5

QUESTION N° 2 **5** *points*

Éliminer un épicanthus : 5

repli cutané masquant l'angle palpébral interne et donnant une fausse impression de convergence des deux yeux

QUESTION N° 3 **25** *points*

Interrogatoire : recherche de facteurs de risque de strabisme :

Antécédents familiaux, prématurité 4

Examen des photographies de l'enfant 1

Caractérisation du strabisme : étude des reflets cornéens 3

Test à l'écran (cover-test), mise en évidence du caractère fixateur

ou non fixateur de chaque œil 3

Examen ophtalmologique complet :
- recherche d'une amblyopie 4
- recherche d'une hypermétropie : réfraction (acuité visuelle monoculaire et binoculaire) sous cycloplégique 4
- étude de la motilité : mouvements oculomoteurs 3
- fond d'œil et examen à la lampe à fente pour rechercher une cause organique 3

QUESTION N° 4 **20** *points*

Il faut éliminer :
- une cataracte congénitale 5
- un rétinoblastome 5

Ils sont parfois d'emblée suspectés devant une leucocorie (reflet blanchâtre de la pupille) 10

QUESTION N° 5 **10** *points*

En l'absence de traitement précoce, le strabisme convergent peut aboutir à une amblyopie fonctionnelle définitive 10

QUESTION N° 6 **20 points**

Information des parents : traitement long, risque d'amblyopie, fiche d'information	5
Correction optique totale : lunettes adaptées portées en permanence pour corriger l'hypermétropie	5
Si amblyopie : occlusion de l'œil sain par un pansement occlusif	5
Chirurgie (après traitement de l'amblyopie) : vers 3-4 ans (jamais en urgence) si une déviation importante persiste	5

TYPES DE STRABISMES

Strabisme fonctionnel (95 %)

- *ésotropie précoce (apparaît à 4-6 mois)*
- *ésotropie accomodative (apparaît à 2-3 ans, hypermétropie+++)*
- *ésotropie acquise normosensorielle*
- *étrabisme divergent intermittent*

Strabisme périphérique (5 %) : cause organique

- *paralysie du III, IV, VI*
- *syndrome de Shelling Turk Duane, syndrome de Brown...*

Diagnostics différentiels (faux strabismes)

- *épicanthus (repli cutané de l'angle interne de l'œil : aspect de strabisme convergent)*
- *base du nez large*
- *malformation palpébrale*

OBJECTIFS PÉDAGOGIQUES

N° 287 : Trouble de la réfraction.

N° 333 : Strabisme de l'enfant.

DIFFICULTÉ

3/3

CAS CLINIQUE N° 35

Monsieur A., 31 ans, infographiste, se présente à votre cabinet pour un œil gauche rouge et douloureux depuis 8 jours. Sa pharmacienne lui a vendu un collyre antiseptique, qui est resté jusqu'à présent inefficace. Il vous consulte car il voit moins de son œil depuis 3 jours. À l'interrogatoire, vous apprenez que le patient présente une dyspnée depuis quelques mois associée à une toux sans expectoration. Il n'a jamais fumé.

À l'examen clinique oculaire, vous notez :

- à droite : œil blanc
- à gauche : pupille en myosis, précipités rétrodescemétiques granulomateux, Tyndall ++

Questions

QUESTION N° 1

En général, quels diagnostics faut-il évoquer devant un œil rouge douloureux avec baisse d'acuité visuelle ? Quel est le diagnostic le plus probable chez le patient (rester uniciste) ?

QUESTION N° 2

Décrivez la localisation probable de la rougeur de son œil gauche.

QUESTION N° 3

Quelle(s) étiologie(s) évoquez-vous en premier ? Quel est votre bilan étiologique de première intention ?

QUESTION N° 4

Quelles données de l'examen ophtalmologique vous manque-t-il chez ce patient ?

QUESTION N° 5

Quels sont les principes du traitement de première intention ? Décrivez l'action que vous attendez de chaque classe thérapeutique citée. Quels sont les effets secondaires oculaires de ces classes thérapeutiques ?

QUESTION N° 6

Quelles sont les complications oculaires du diagnostic évoqué à la question n° 3 ?

Réponses

QUESTION N° 1 — **20** *points*

Uvéite antérieure aiguë (UAA)	3
Lésion cornéenne : kératite, ulcère, abcès	4
Crise aiguë par fermeture de l'angle	4
Glaucome néovasculaire	3
Endophtalmie	3
Diagnostic le plus probable : UAA	3

QUESTION N° 2 — **10** *points*

Cercle périkératique : rougeur située en périphérie de la cornée, au niveau du limbe et de la conjonctive. Le reste de la conjonctive peut rester blanc	10

QUESTION N° 3 — **30** *points*

Devant les signes cliniques : dyspnée, toux sans expectoration, pas de tabac, homme jeune,	5
on évoque :	
• une sarcoïdose	5
• une tuberculose	5
Bilan étiologique :	
• NFP	2
• VS	2
• CRP	2
• IDR à la tuberculine	3
• enzyme de conversion de l'angiotensine (ECA) et lysozyme sérique	3
• TPHA-VDRL	1
• radiographie des poumons de face, radiographie des sinus	2

Inutile de rechercher l'antigène HLA B27 car l'uvéite est granulomateuse.

QUESTION N° 4 — **10** *points*

Acuité visuelle	3
État de la cornée	2
Pression intraoculaire	2
Fond d'œil	3

QUESTION N° 5 — **20** *points*

Traitement en urgence	
Traitement étiologique	5

Traitement symptomatique :
- corticoïdes locaux (dexaméthasone) : anti-inflammatoires 5
- collyre mydriatique (atropine) :
prévention des synéchies irido-cristalliniennes et antalgie 5

Surveillance

Complications/effets secondaires du traitement :
- corticoïdes : cataracte, glaucome cortisone 3
- mydriatiques : blocage de l'accommodation pendant le traitement 2

QUESTION N° 6 **10** *points*

Cataracte inflammatoire 4

Crise aiguë par fermeture angulaire inflammatoire ou par inflammation aiguë du corps ciliaire 3

Synéchies irido-cristalliniennes cédant à la dilatation médicamenteuse au début puis non réversibles, responsables d'un myosis irréductible 3

OBJECTIFS PÉDAGOGIQUES

N° 124 : Sarcoïdose.

N° 187 : Anomalie de la vision d'apparition brutale.

N° 212 : Œil rouge et/ou douloureux.

DIFFICULTÉ

1/3

CAS CLINIQUE N° 36

Madame A., 21 ans, étudiante, consulte pour une baisse d'acuité visuelle apparue il y a 3 jours. L'installation du trouble a été rapide et elle décrit une douleur dans les mouvements de l'œil droit. L'examen ophtalmologique est le suivant :

ŒIL DROIT	ŒIL GAUCHE
- acuité visuelle : 1/10 ; Parinaud 14	- acuité visuelle : 10/10 ; Parinaud 2
- tonus oculaire : 13 mmHg	- tonus oculaire : 12 mmHg
- fond d'œil : normal	- fond d'œil : normal

L'examen général est normal, apyrexie.

Les examens complémentaires réalisés sont présentés en figures 1 et 2

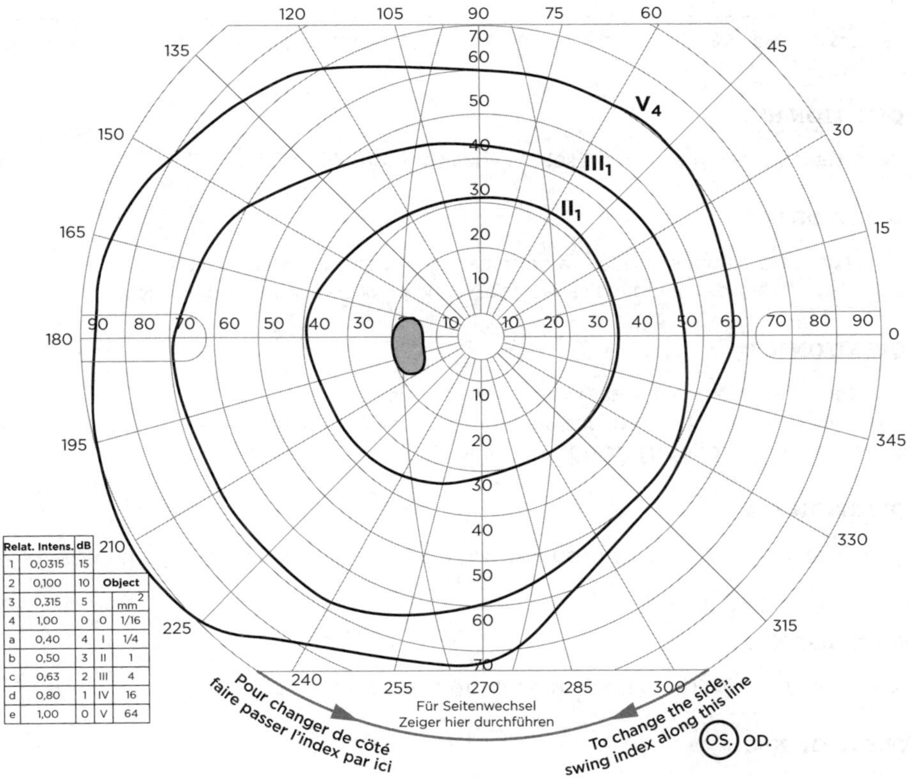

Figure 1

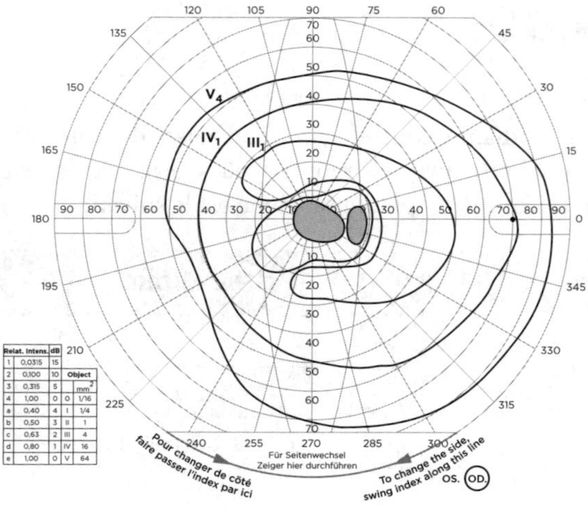

Figure 2

Questions

QUESTION N° 1

Interprétez l'examen dont les résultats vous sont fournis en figures 1 et 2.

QUESTION N° 2

Quel est votre diagnostic quant à cette baisse d'acuité visuelle ? Justifiez.
Quels signes supplémentaires recherchez-vous pour conforter ce diagnostic ?

QUESTION N° 3

Quels examens complémentaires demandez-vous ?
À l'interrogatoire, vous retrouvez un épisode de mictions impérieuses, il y a 2 ans, ainsi que plusieurs épisodes de fatigue inexpliqués.

QUESTION N° 4

Quel diagnostic évoquez-vous pour expliquer l'ensemble de l'histoire de la patiente ? Justifiez.

QUESTION N° 5

Quels sont les principes de la prise en charge de Madame A. ?

QUESTION N° 6

La patiente vous demande si elle a le droit de conduire. Que lui répondez-vous ?

QUESTION N° 7

Deux mois plus tard, la récupération est complète. La patiente et son mari vous informent de leur désir d'avoir un enfant. Quelles informations leur donnez-vous ?

Réponses

QUESTION N° 1 **12** *points*

L'examen est un champ visuel	3
cinétique (Goldman)	1
de l'œil droit	1
et de l'œil gauche	1
À droite, on retrouve un scotome central	4
À gauche, l'examen est normal	1

QUESTION N° 2 **19** *points*

Madame A. présente une neuropathie optique	5
rétrobulbaire	3
de l'œil droit	2
Neuropathie optique car :	
• baisse d'acuité visuelle rapide unilatérale	1
• atteinte du champ visuel homolatéral	1
• fond d'œil : normal	1
(parfois, on retrouve un œdème papillaire modéré)	
Rétrobulbaire : douleur à la mobilisation du globe, scotome central	2
Il faut rechercher :	
• une anomalie du réflexe photomoteur homolatéral :	
• déficit pupillaire afférent relatif (signe de Marcus Gunn)	3
une anomalie de la vision des couleurs	1

QUESTION N° 3 **15** *points*

IRM cérébrale	5
et du nerf optique :	
recherche d'une atteinte du nerf optique droit (hypersignal) et de lésions dans la substance blanche	5
Potentiels évoqués visuels :	3
ralentissement de latence du potentiel	
Examens biologiques :	
• ponction lombaire pour étude du LCR	4
• NFS, VS, CRP	3
à la recherche d'un syndrome inflammatoire systémique (pour écarter d'autres affections pouvant simuler une SEP)	

QUESTION N° 4

15 points

Sclérose en plaques ... 5
forme récurrente-rémittente (RR) ... 2

SEP :
- terrain : femme ... 1
entre 20 et 40 ans ... 1
- caractère multifocal : dissémination spatiale ... 2
des symptômes (ophtalmologiques, génito-sphinctériens, fatigue)
- évolution qui se prolonge dans le temps (dissémination temporelle) ... 2
- absence d'autre affection pouvant expliquer la symptomatologie ... 2

Forme RR : poussées bien individualisées, laissant ou non des séquelles, sans progression du handicap entre les poussées

QUESTION N° 5

20 points

Annonce du diagnostic, ... 2

information sur la maladie, ses conséquences et son retentissement sur la vie personnelle, familiale et socioprofessionnelle ... 1

Éducation thérapeutique

Prise en charge multidisciplinaire ... 2

ALD30 100 %, ALD30 ... 1

Traitement de la poussée : ... 3
- bolus de corticoïdes ... 3
- méthylprednisolone intraveineuse 1 g/j pendant 3 jours ... 1
  - après ECBU ... 1
pour éliminer une infection urinaire
- réduit la durée et l'intensité de la poussée
- pas d'effet démontré des corticoïdes dans la prévention des poussées
- contrôle de la pression artérielle et de la fréquence cardiaque pendant les bolus ... 1

Traitement de fond instauré et renouvelé par un neurologue : ... 3
- car 2 poussées au cours des 2 ou 3 années précédentes
- immunomodulateurs
- réduit la fréquence des poussées, ralentit la progression du handicap

Traitements à visée symptomatique : antalgiques ... 1

Surveillance ... 1

QUESTION N° 6

10 points

Conduite autorisée car : ... 5
- acuité visuelle du meilleur œil supérieure à 6/10 ... 5

Si l'acuité visuelle de œil atteint est inférieure à 1/10 :
- *acuité binoculaire supérieure à 5/10*

QUESTION N° 7 **10 *points***

Rien ne s'oppose à une grossesse d'un point de vue médical	2
La grossesse doit être programmée en période de stabilité de la maladie	3
Grossesse contre-indiquée sous traitement de fond par immunomodulateur	1
La grossesse n'a pas d'influence sur l'évolution à long terme de la maladie	2
En revanche, au cours de la première année qui suit l'accouchement, le risque de poussée est deux à trois fois plus élevé	2

OBJECTIFS PÉDAGOGIQUES

N° 125 : Sclérose en plaques.

N° 171 : Recherche d'un terrain à risque et adaptation thérapeutique. Interactions médicamenteuses.

N° 181 : Iatrogénie. Diagnostic et prévention.

N° 187 : Anomalie de la vision d'apparition brutale.

N° 293 : Altération de la fonction visuelle.

DIFFICULTÉ

2/3

CAS CLINIQUE N° 37

Madame X., âgée de 50 ans, consulte en urgence pour un traumatisme oculaire gauche survenu il y a 3 jours lors d'un accident de la voie publique. Le choc a été violent et responsable d'une contusion de l'hémiface gauche.

La patiente vous consulte car, depuis 2 jours, une exophtalmie gauche indolore est apparue au cours d'un effort en se mouchant, associée à une diplopie.

À l'examen, on note un hématome périorbitaire gauche, une douleur élective à la palpation du rebord orbitaire inférieur gauche et une motilité oculaire perturbée.

À la lampe à fente, il existe uniquement une hémorragie sous-conjonctivale.

La radiographie incidence Blondeau retrouve un hémosinus gauche.

Questions

QUESTION N° 1

À quoi est due l'exophtalmie gauche apparue après un effort ?

QUESTION N° 2

Quel signe doit-on rechercher à ce niveau à la palpation ?

QUESTION N° 3

Quel signe clinique nous permet de différencier une diplopie binoculaire d'une diplopie monoculaire ?

QUESTION N° 4

Décrivez le résultat du test de Lancaster ci-joint.

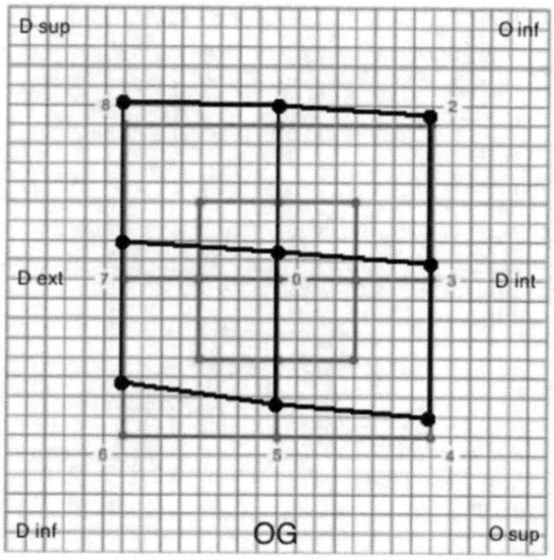

Œil gauche

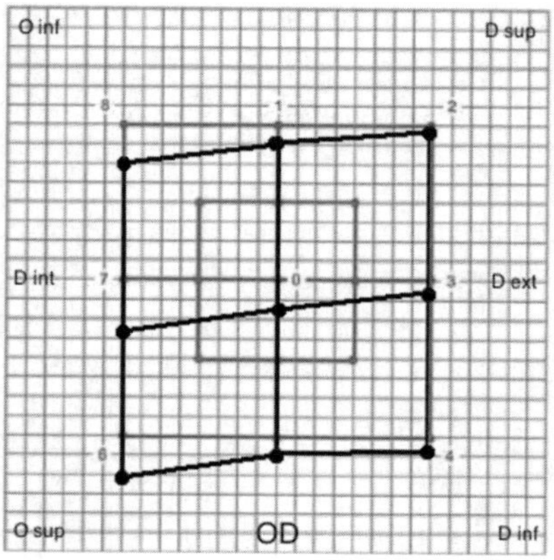

Œil droit

QUESTION N° 5

D'après le contexte et le résultat du test de Lancaster, de quel type de diplopie s'agit-il ?

QUESTION N° 6

Quel signe clinique médicolégal n'est pas notifié dans l'observation initiale ?

QUESTION N° 7

Quel diagnostic faut-il évoquer ?

QUESTION N° 8

Quel examen paraclinique est-il à prévoir ?

Réponses

QUESTION N° 1 — **10** *points*

Emphysème sous-cutané,	5
par communication de la cavité orbitaire avec une cavité aérienne	5

QUESTION N° 2 — **5** *points*

Crépitation neigeuse sous-cutanée	5

QUESTION N° 3 — **10** *points*

L'occlusion d'un œil fait disparaître la diplopie binoculaire	10

QUESTION N° 4 — **25** *points*

Test coordimétrique de Lancaster bilatéral	
Le tracé de l'œil gauche est plus petit que celui de l'œil droit,	5
l'œil gauche est donc l'œil atteint :	5
• à gauche : limitation des mouvements du muscle droit inférieur gauche	5
• à droite : hyperaction du muscle agoniste controlatéral : muscle oblique supérieur droit (grand oblique)	5
Conclusion : atteinte du muscle droit inférieur de l'œil droit	5

QUESTION N° 5 — **20** *points*

Binoculaire	5
Verticale	
Permanente	5
Myogène (et non oculomotrice)	5
Par incarcération probable du muscle droit inférieur gauche dans le foyer de fracture	5

QUESTION N° 6 — **5** *points*

Hypoesthésie du territoire cutané innervé par le nerf crânien V2 (nerf sous-orbitaire)	5

QUESTION N° 7 — **15** *points*

Fracture du plancher orbitaire :	10
• gauche	2
• avec incarcération du muscle droit inférieur gauche	3

QUESTION N° 8 **10** *points*

Tomodensitométrie orbitaire :	7
• avec coupes axiales et coronales	2
• dont des coupes en fenêtre osseuse	1

OBJECTIFS PÉDAGOGIQUES

N° 201 : Évaluation de la gravité et recherche des complications précoces chez un traumatisé crâniofacial

N° 304 : Diplopie.

DIFFICULTÉ

3/3

CAS CLINIQUE N° 38

Un homme de 31 ans, manutentionnaire, se présente aux urgences pour une douleur aiguë de l'œil droit, d'apparition spontanée. Il se plaint de moins bien voir de cet œil et d'être très ébloui par la lumière. C'est le premier épisode de ce type.

Ces derniers mois, il a souffert à plusieurs reprises de douleurs lombofessières insomniantes, non améliorées par le repos, irradiant jusqu'aux genoux, tantôt à droite, tantôt à gauche, pour lesquelles il a pris du paracétamol sans efficacité notoire.

Il n'a pas d'autre antécédent personnel, ne prend pas de traitement médicamenteux. Il ne déclare pas d'habitude toxique.

Sa taille est de 1,78 m, et son poids de 70 kg. Il est en bon état général par ailleurs.

Questions

QUESTION N° 1

Décrivez l'iconographie ci-dessous *(voir la photographie en couleur au verso de la couverture.)* Que suspectez-vous ? Décrivez votre examen ophtalmologique. Que recherchez-vous ?

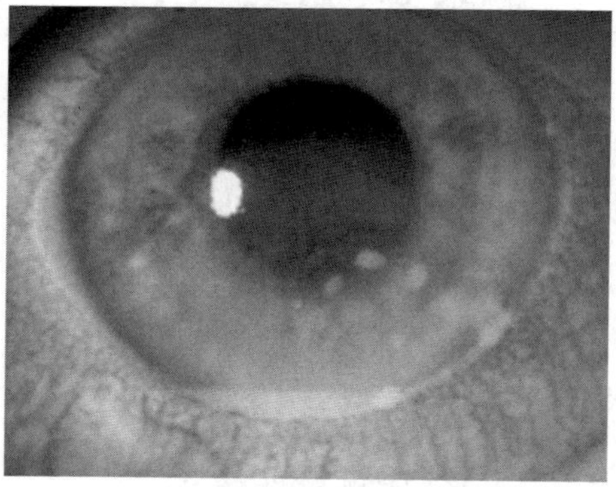

QUESTION N° 2

Votre diagnostic ophtalmologique est confirmé. Quelle maladie sous-jacente suspectez-vous ? Justifiez.

QUESTION N° 3

Le reste de l'examen clinique est normal en dehors d'une discrète raideur lombaire. Il n'y a pas d'autres atteintes articulaires. Quel est votre bilan paraclinique ?

QUESTION N° 4

Dans votre bilan, vous avez prescrit l'examen suivant. Décrivez-le.

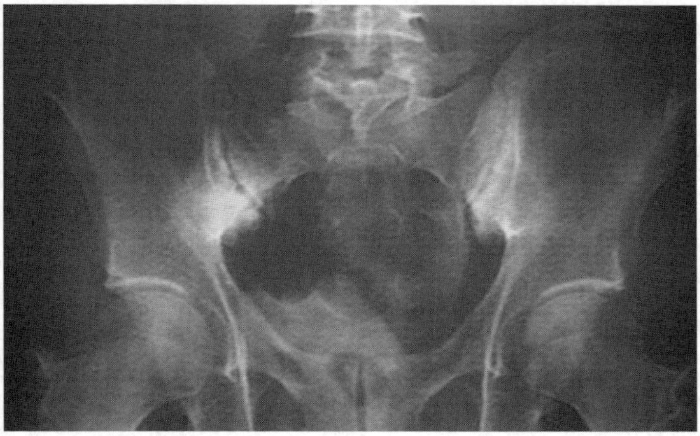

QUESTION N° 5

Le reste du bilan est en faveur du diagnostic suspecté. Quelle est la prise en charge de ce patient ?

QUESTION N° 6

Vous perdez de vue votre patient. Il revient vous voir un an plus tard pour baisse de l'acuité visuelle de l'œil droit, d'apparition progressive. L'œil est blanc et indolore. Quelles hypothèses diagnostiques évoquez-vous ?

QUESTION N° 7

À l'œil droit, l'acuité visuelle est à 2/10, Parinaud 5, la pression intraoculaire est à 19 mmHg et l'examen à la lampe à fente est présenté sur la photo ci-dessous *(voir la photographie en couleur au verso de la couverture)*. L'examen de l'œil gauche est normal. Quel diagnostic retenez-vous ?

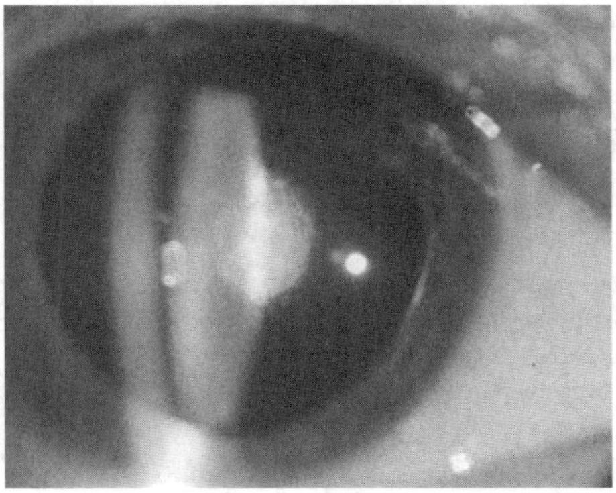

QUESTION N° 8

Malheureusement, la maladie générale évolue défavorablement avec ankylose rachidienne sévère et le patient a de plus en plus de difficultés dans son travail. Quelles sont les mesures envisageables ?

Réponses

QUESTION N° 1 — **25** *points*

Photo du segment antérieur de l'œil droit

Œil rouge avec cercle périkératique 2

Pseudo-hypopion (cellules inflammatoires) 2

Effet Tyndall 2

Ces éléments sont en faveur d'une uvéite antérieure aiguë droite, dans ce contexte d'œil rouge douloureux avec photophobie et baisse de l'acuité visuelle 5

Examen ophtalmologique :
- interrogatoire 1
- mesure de l'acuité visuelle (Monoyer, Parinaud) avant mydriatique 2
- examen à la fluorescéine (éliminer une kératite, en particulier herpétique avant corticoïdes locaux) 2
- mesure de la pression intraoculaire (PIO) 2
- fond d'œil après dilatation pupillaire : recherche d'une uvéite intermédiaire ou postérieure, examen de la rétine 5
- examen de l'œil adelphe 2

QUESTION N° 2 — **15** *points*

Probable spondylarthrite ankylosante (SPA), avec manifestations extra-articulaires, car : 5
- terrain compatible : homme jeune 1
- manifestation rhumatologique : lombosciatique tronquée à bascule très évocatrice, épisodes multiples correspondant à plusieurs poussées, apparition spontanée et horaire inflammatoire des douleurs (excluant une pathologie rachidienne, commune chez ce travailleur de force), inefficacité des antalgiques simples 4
- uvéite antérieure aiguë droite volontiers récidivante (manifestation extra-articulaire la plus fréquente dans la SPA) 5

QUESTION N° 3 — **20** *points*

Bilan de l'uvéite antérieure : 2
- NFS, VS, CRP (syndrome inflammatoire biologique) 2
- recherche de l'antigène HLA B27 (forte suspicion de SPA) 2
- facteur rhumatoïde, ACAN (autres rhumatismes inflammatoires de forme axiale atypique possibles) 2
- sérologie syphilitique : TPHA-VDRL 2

Bilan de la SPA = radiographies : 2
- colonne lombaire face/profil (syndesmophytes, vertèbres carrées de Romanus, voire aspect de « colonne de bambou »), pour éliminer une autre cause de lombalgie 2
- sacro-iliaques de face (sacro-iliite bilatérale) 2
- bassin de face (charnière lombosacrée, symphisite pubienne) 2
- radiographie de thorax systématique 2

QUESTION N° 4 **5 points**

Radiographie simple de bassin de face, centrée sur les articulations sacro-iliaques 3

Condensation des berges, irrégularité des berges avec pseudo-élargissement de l'interligne articulaire 2

Aspect évoquant une sacro-iliite bilatérale de stade 2, compatible avec le diagnostic de SPA (critères d'Amor, cliniques et paracliniques)

QUESTION N° 5 **10 points**

Urgence ophtalmologique, le pronostic fonctionnel pouvant être engagé 1

Traitement local par :
- mydriatiques (atropiniques), pour éviter les synéchies iridocristalliniennes et antalgique 2
- corticoïdes topiques (collyre), à visée anti-inflammatoire 2

Surveillance ophtalmologique rapprochée 1

Traitement de la maladie générale lors des poussées : AINS, antalgiques, repos, kinésithérapie, éducation du patient, voire adaptation professionnelle. Traitement au long cours selon l'évolution 2

Arrêt de travail initial, pendant la durée du traitement 1

Déclaration en affection de longue durée (ALD30) 1

QUESTION N° 6 **10 points**

Cataracte (le plus souvent, sous-capsulaire postérieure) : 3
- secondaire à l'uvéite 1
- secondaire au traitement par corticoïdes 1

Glaucome : 3
- secondaire à l'uvéite 1
- secondaire au traitement par corticoïdes 1

QUESTION N° 7 **10 points**

Cataracte : 5
- BAV d'apparition progressive 1
- antécédents d'uvéite antérieure aiguë 1
- œil blanc et indolore 1
- PIO normale 1
- opacité sous-capsulaire du cristallin à la lampe à fente (photo) 1

QUESTION N° 8 **5 points**

Constitution d'un dossier auprès de la Commission des droits et de l'autonomie des personnes handicapées (CDAPH) (remplace la Cotorep ou Commission technique d'orientation et de reclassement professionnel) qui évalue le degré d'incapacité et accorde la carte d'invalidité 2

pour adaptation du travail, voire réorientation professionnelle 1

Statut de travailleur handicapé, voire allocation adulte handicapé 1

L'objectif est le maintien de l'activité professionnelle 1

OBJECTIFS PÉDAGOGIQUES

N° 49 : Évaluation clinique et fonctionnelle d'un handicap moteur, cognitif ou sensoriel.

N° 58 : Cataracte.

N° 212 : Œil rouge et/ou douloureux.

N° 282 : Spondylarthrite ankylosante.

N° 293 : Altération de la fonction visuelle.

N° 307 : Douleur et épanchement articulaire. Arthrite d'évolution récente.

DIFFICULTÉ

2/3

CAS CLINIQUE N° 39

Madame Y., 77 ans, est amenée par sa fille en consultation car elle se plaint de ne plus pouvoir faire sa couture et de voir les carreaux de sa salle de bains déformés.

Elle a été opérée de la cataracte des deux yeux il y maintenant 5 ans et prend de l'acide acétylsalicylique-Kardegic® 75mg prescrit par son médecin généraliste.

Votre examen ophtalmologique est le suivant :

ŒIL DROIT	ŒIL GAUCHE
- acuité visuelle corrigée : 3/10 ; Parinaud 7, métamorphopsies	- acuité visuelle corrigée : 8/10 ; Parinaud 2
- pression intraoculaire : 17 mmHg	- pression intraoculaire : 16 mmHg
- segment antérieur normal, implant intraoculaire	- segment antérieur normal, implant intraoculaire
- fond d'œil dilaté : drusen, altération de l'épithélium pigmentaire, exsudats	- fond d'œil dilaté : quelques drusen maculaires

Questions

QUESTION N° 1

Quel est votre diagnostic ? Justifier.

QUESTION N° 2

Quels facteurs de risque de cette pathologie recherchez-vous ?

QUESTION N° 3

Réalisez-vous des examens complémentaires ? Si oui, le(s)quel(s) ?
La présence d'une néovascularisation choroïdienne de l'œil droit est confirmée.

QUESTION N° 4

Quelle sera votre attitude thérapeutique ?

QUESTION N° 5

Quelles sont les principales complications de cette pathologie ?

QUESTION N° 6

Quels(s) traitement(s) préventif(s) auriez-vous pu proposer à un stade précoce de la maladie ?

Réponses

QUESTION N° 1 — **20** *points*

Dégénérescence maculaire liée à l'âge (DMLA) de l'œil droit 10

Forme exsudative 5

Devant :
- les facteurs de risque : femme, âge > 70 ans
- syndrome maculaire : BAV de près + métamorphopsies (lignes déformées), ... 2
un scotome central est à rechercher
- signes de maculopathie : drusen bilatéraux 1
- signes indirects de néovascularisation au fond d'œil (exsudats)

QUESTION N° 2 — **15** *points*

ATCD familiaux de DMLA 5

Âge > 70 ans ++

Environnementaux : tabac +++, carences vitaminiques 5
maladies cardiovasculaires 5

QUESTION N° 3 — **20** *points*

Oui 5

En l'absence d'allergie

Angiographie à la fluorescéine : mise en évidence des néovaisseaux choroïdiens visibles 5

Angiographie au vert d'indocyanine (ICG) : mise en évidence des néovaisseaux choroïdiens occultes 5

OCT maculaire (tomographie à cohérence optique) : atrophie/signes exsudatifs 5

QUESTION N° 4 — **20** *points*

Information de la patiente et de sa fille 2

Traitement des néovaisseaux par injections intravitréennes (IVT) d'anti-VEGF Ranibizumab-Lucentis® 5
ou photocoagulation laser

Rééducation orthoptique, aides visuelles 5

Prise en charge à 100 % 2

Surveillance

Autosurveillance quotidienne par le patient : explication des signes d'alerte (BAV, scotome...), grille d'AMSLER 2

Examen ophtalmologique tous les 3 mois : acuité visuelle et fond d'œil bilatéral 2

OCT maculaire tous les 3 mois 2

L'angiographie n'est pas utile pour le suivi.

QUESTION N° 5 — **15 points**

Cécité	5
Décollements et déchirures de l'épithélium pigmentaire de la rétine	5
Hemorragies rétiniennes ou sous-rétiniennes	5

QUESTION N° 6 — **10 points**

Supplémentation en vitamines et antioxydants	5
Arrêt du tabac chez les fumeurs	5

Formes de DMLA

	MACULOPATHIE LIÉE À L'ÂGE (FORME PRÉCURSEUR)	DMLA FORME ATROPHIQUE (85 %)	DMLA FORME EXSUDATIVE (15 %)
Clinique		- syndrome maculaire - évolution lente	- syndrome maculaire - évolution rapide
Fond d'œil	- altérations de l'épithélium pigmentaire (atrophie...) - drusen (déchets blanc-jaune, arrondis)	- plages d'atrophie - épargne centrale initiale	- signes indirects de néo-vaisseaux (hémorragies, exsudats, décollement séreux-rétinien)
Angiographie	Prescrite si doute sur présence de néovaisseaux	- pas de néovaisseaux	- néovaisseaux choroïdiens visibles ou occultes

RECOMMANDATIONS

ANAES (2001) : **Traitement de la dégénérescence maculaire liée à l'âge**

Afssaps (janvier 2011) : **Bonnes pratiques d'injection intravitréenne (IVT)**

OBJECTIF PÉDAGOGIQUE

N° 60 : Déficit neurosensoriel chez le sujet âgé

DIFFICULTÉ

2/3

CAS CLINIQUE N° 40

Vous recevez en urgence Madame Z., 24 ans, pour douleur et vision floue de l'œil. Madame Z. porte des lentilles souples mensuelles depuis l'âge de 16 ans et depuis 2 jours, elle présente une douleur associée à un larmoiement, une photophobie et un œdème de la paupière du côté droit.

L'examen biomicroscopique de l'œil droit retrouve une hyperhémie conjonctivale, une opacité cornéenne paracentrale de 2 millimètres de diamètre prenant la fluorescéine, la chambre antérieure est calme. L'examen de l'œil gauche est sans particularités.

Questions

QUESTION N° 1

Quels conseils devez-vous donner à un patient avant la prescription de lentilles de contact ?

QUESTION N° 2

Quel diagnostic évoquez-vous ? Justifiez.

QUESTION N° 3

Quels sont les germes responsables de cette pathologie que vous pouvez évoquer ?

QUESTION N° 4

Quel examen à visée diagnostique devez-vous réaliser ?

QUESTION N° 5

Quelle est votre prise en charge ?
Vous suivez la patiente depuis plusieurs mois, l'atteinte cornéenne a été éradiquée par votre traitement. Malheureusement, il persiste une opacité cornéenne profonde atteignant l'axe visuel responsable d'une meilleure acuité visuelle à 2/10 sur l'œil droit.

QUESTION N° 6

Que pouvez-vous proposer à votre patiente ? Quelles informations lui donnez-vous ?

Réponses

QUESTION N° 1	20 *points*
Port journalier avec dépose des lentilles tous les soirs	5
Lavage des mains avant manipulation	5
Arrêt des lentilles en cas d'œil rouge ou douloureux	4
Ne jamais utiliser de l'eau du robinet, pour nettoyer, ou stocker les lentilles	4
Ne pas utiliser ses lentilles en piscine, rivière…	2

QUESTION N° 2	20 *points*
Abcès cornéen de l'œil droit	10
Facteur de risque : porteuse de lentilles	5
Signes fonctionnels : œil rouge et douloureux	3
Signes physiques : opacités cornéennes prenant la fluorescéine	2

QUESTION N° 3	15 *points*
Amibe (parasite) car porteur de lentilles	5
Bactéries : staphylocoque, streptocoque, pyocyanique	5
Mycose (champignon)	5

QUESTION N° 4	15 *points*
Grattage cornéen des bords et du fond de l'abcès	10
Pour examen bactériologique, mycologique et amibien (PCR)	3
Envoi des lentilles et de son boîtier au laboratoire	2

QUESTION N° 5	20 *points*
Retrait des lentilles, ne pas réutiliser ni le boîtier ni le produit d'entretien	5
Information sur la pathologie : abcès de la cornée, pathologie grave	2
Traitement possible en ambulatoire car pas de facteurs de gravité	2
Traitement local probabiliste par collyres antibiotiques et antiamibiens	5
Adaptation secondaire du traitement aux résultats des prélèvements cornéens	2
Surveillance : consultation de contrôle à 48 heures	4

QUESTION N° 6	10 *points*
Greffe de cornée : kératoplastie transfixiante ou lamellaire antérieure selon la profondeur de la lésion	5

But : tenter de restituer la transparence	2
Déroulement de l'intervention : sous anesthésie générale, consiste à ouvrir l'œil et à remplacer la cornée par une cornée de donneur	1
La récupération visuelle est progressive.	1
Il existe un risque de rejet de la greffe	1

OBJECTIFS PÉDAGOGIQUES

N° 127 : Transplantation d'organes.

N° 212 : Œil rouge et/ou œil douloureux.

N° 287 : Trouble de la réfraction

DIFFICULTÉ

2/3

Chirurgie maxillofaciale et stomatologie

CAS CLINIQUE N° 41

Un patient de 18 ans, sans antécédent particulier, vous consulte pour une douleur intense survenant uniquement lors des repas au niveau de sa 16. Il ne souffre pas le reste du temps et n'a pas mal la nuit.

En dehors d'une amygdalectomie dans l'enfance, il n'a aucun antécédent particulier.

Questions

QUESTION N° 1

Quel diagnostic portez-vous ? Quel(s) signe(s) clinique(s) recherchez-vous pour l'étayer ?

QUESTION N° 2

Quelle en est la pathogénie ?

QUESTION N° 3

Que signifie 16 et quelles sont les règles de cette cotation ?

QUESTION N° 4

En l'absence de traitement, quels seront les deux stades évolutifs suivants et leur symptomatologie ?

QUESTION N° 5

Vous revoyez le patient un an plus tard. Il n'a pas suivi vos conseils et présente une sinusite maxillaire d'origine dentaire. Quels en sont les symptômes ? Quels éléments cliniques et paracliniques vous permettent-ils de porter ce diagnostic ?

QUESTION N° 6

Quel traitement proposez-vous ?

Réponses

QUESTION N° 1 — **20** *points*

Dentinite 4

Signes cliniques fonctionnels : 2
- douleurs provoquées (chaud, froid, acide) 2
- très brèves, cédant avec la cause 2
- n'irradiant pas 2

Signes cliniques physiques :
- présence d'une carie au niveau de la 16 : 2
  - tache claire, blanc laiteux 2
  - ou cavité 2
  - dentine ramollie lors de l'exploration à la sonde 2

QUESTION N° 2 — **20** *points*

Destruction des tissus durs de la dent : 4
- émail 2
- puis dentine 2

Pathogénie infectieuse, ... 2
favorisée par : 2
- les sucres 2
- la fermentation 2
- la carence salivaire 2
- la mauvaise hygiène 2

QUESTION N° 3 — **20** *points*

Première molaire supérieure droite 4

Chaque dent définitive est repérée par un nombre à deux chiffres : 4
- le chiffre des dizaines indique l'arcade, ... 3
  selon la numérotation suivante : 1 = maxillaire supérieur droit, 2 = maxillaire supérieur gauche, 3 = hémi-mandibule gauche, 4 = hémi-mandibule droite 2
- le chiffre des unités indique le numéro d'ordre de la dent sur l'arcade de 1 = incisive centrale à 8 = troisième molaire 3
- **chez l'enfant**, *les arcades sont numérotées de 5 à 8, également dans le sens des aiguilles d'une montre, à partir de l'arcade maxillaire supérieure droite* 2
- les dents sont numérotées de 1 à 5 de façon similaire 2

QUESTION N° 4 — **20** *points*

Pulpite aiguë : 4
- douleurs spontanées ou provoquées 2
- prolongées 2
- augmentées par le décubitus 2
- irradiant 2
- très intenses 2

Pulpite nécrotique : 4
plus aucun signe fonctionnel 2

QUESTION N° 5 — **15 points**

Signes fonctionnels unilatéraux :	2
• douleurs de topographie maxillaire	1
• mouchage matinal fétide	1
• cacosmie	1
Signes physiques pauvres :	1
• douleur à la pression de la joue	1
• pus au méat moyen	1
• 16 mortifiée sur l'arcade	1
Signes généraux : petite hyperthermie	2
Radiographie des sinus de face	2
Opacité sinusienne unilatérale	2

QUESTION N° 6 — **5 points**

Suppression de la cause dentaire	1
Soin ou extraction de la 16	2
Pas de geste sur le sinus	2

RÉFÉRENCE

Collège hospitalo-universitaire français de chirurgie maxillofaciale et stomatologie. Lebeau J, coord. **Lésions dentaires et gingivales**. In : Chirurgie maxillofaciale et stomatologie pour le 2e cycle des études médicales. 2e édition. Paris : Elsevier SAS, 2011.

OBJECTIF PÉDAGOGIQUE

N° 256 : Lésions dentaires et gingivales.

DIFFICULTÉ

1/3

CAS CLINIQUE N° 42

Un patient de 40 ans vous consulte pour une tuméfaction angulaire droite apparue depuis quelques mois. Son chirurgien-dentiste auquel il s'est d'abord adressé lui a fait faire une orthopantomographie.

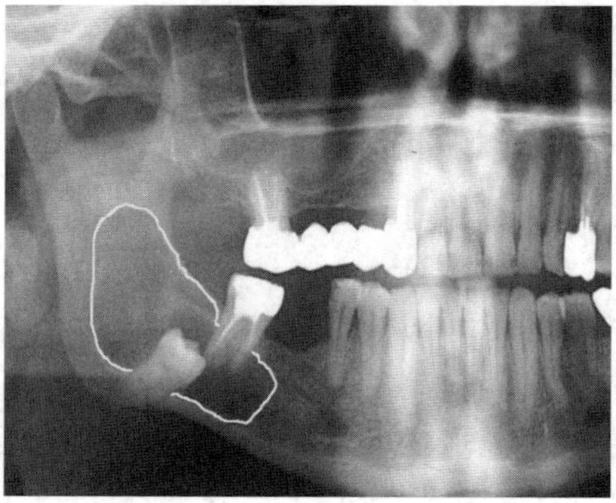

Questions

QUESTION N° 1

Décrivez l'image radiologique présentée ci-dessus.

QUESTION N° 2

Quels sont les trois signes physiques fondamentaux à rechercher et que peut-on conclure de leur absence ?

QUESTION N° 3

Quels examens complémentaires peut-on prescrire et qu'en attendre ?

QUESTION N° 4

Argumentez les deux diagnostics possibles en précisant lequel vous retenez et pourquoi.

QUESTION N° 5

Quels sont les éléments du traitement ?

QUESTION N° 6

Un mois plus tard, le patient revient en urgence car il a ressenti une douleur vive au niveau de la joue droite lors de l'alimentation.

Quel diagnostic évoquez-vous d'emblée ?

Quels sont les trois principaux signes à rechercher pour étayer ce diagnostic ?

Réponses

QUESTION N° 1 — **20** *points*

Image radioclaire (ou radiotransparente)	4
Bien limitée	2
et homogène	2
Située au niveau de l'angle	2
et de la branche montante droite de la mandibule	2
Intéressant l'apex de 47,	2
qui a été dévitalisée	2
Et entourant la couronne de 48,	2
qui est incluse	2

QUESTION N° 2 — **15** *points*

Il faut rechercher :	
• une hypoesthésie alvéolaire inférieure	4
• un trismus	4
• des adénopathies satellites	4
Leur absence oriente vers une lésion bénigne	3

QUESTION N° 3 — **20** *points*

On peut prescrire :	
• une **radiographie de face** de la mandibule type face basse	3
• ou un **scanner mandibulaire**	3
avec des coupes horizontales	1
et coronales	1
Ces deux examens permettent de préciser l'état des tables externe et interne :	4
- la table externe peut être refoulée même en cas de lésion bénigne	4
- la table interne n'est refoulée que par les lésions agressives	4

QUESTION N° 4 — **26** *points*

Premier diagnostic possible :	
• kyste radiculodentaire (ou apicodentaire) développé aux dépens de 47	5
• car la lésion entoure l'apex de cette dent	5
Deuxième diagnostic possible :	
• kyste corono-dentaire développé aux dépens de 48	5
• car la lésion entoure la couronne de cette dent incluse et « refoulée »	5
Le diagnostic de kyste coronodentaire est le plus probable car la 48 concernée est refoulée	6

QUESTION N° 5

12 points

Le traitement comporte 3 éléments :

- l'exérèse avec curetage du kyste 4
- l'extraction de 48 4
- la résection apicale de 47, ... 2

ou son extraction si elle n'est pas conservable 2

QUESTION N° 6

7 points

Fracture de l'angle mandibulaire droit 1

Point douloureux électif à la palpation 2

Diminution de l'amplitude d'ouverture buccale 2

Trouble de l'articulé dentaire 2

RÉFÉRENCE

Collège hospitalo-universitaire français de chirurgie maxillofaciale et stomatologie. Lebeau J, coord. **Lésions dentaires et gingivales.** *In* : Chirurgie maxillofaciale et stomatologie pour le 2e cycle des études médicales. 2e édition. Paris : Elsevier SAS, 2011.

OBJECTIF PÉDAGOGIQUE

N° 256 : Lésions dentaires et gingivales.

DIFFICULTÉ

3/3

CAS CLINIQUE N° 43

Une patiente de 45 ans vous consulte pour une tuméfaction comblant le vestibule inférieur gauche. Elle évolue depuis environ 2 ans. Elle est indolore et n'entraîne aucune gêne fonctionnelle mais l'inquiète car elle augmente de volume assez rapidement depuis quelques mois.

L'interrogatoire met en évidence des antécédents minimes : appendicectomie et GEU.

Son chirurgien-dentiste a fait réaliser une radiographie qu'elle vous apporte. Un compte rendu l'accompagne. Celui-ci conclut à un probable améloblastome.

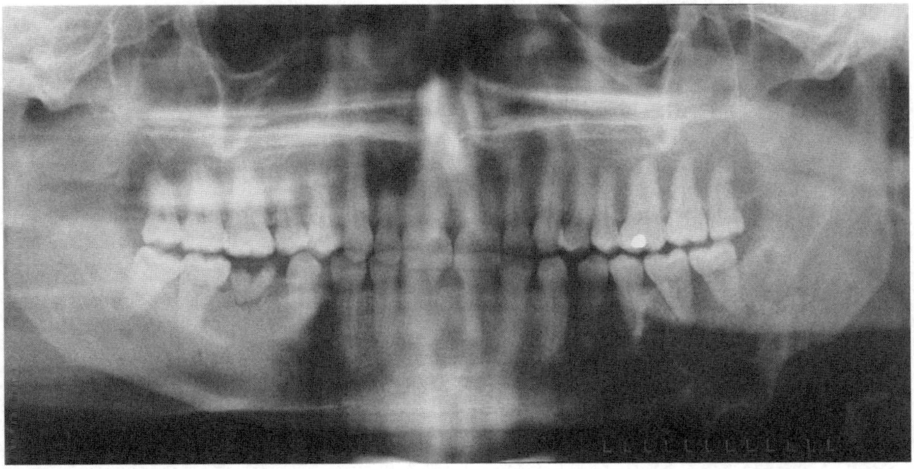

Questions

QUESTION N° 1

Quels éléments cliniques, compatibles, d'une part, en contradiction, d'autre part, avec cette hypothèse diagnostique recherchez-vous ?

QUESTION N° 2

Quel est le nom de la radiographie apportée par la patiente ? Quelle image montre-t-elle ? Quelles en sont les caractéristiques ? Qu'en conclure ?

QUESTION N° 3

D'autres diagnostics que celui proposé par le radiologue sont possibles. Quels arguments permettent-ils de les éliminer ?

QUESTION N° 4

Vous retenez finalement le diagnostic d'améloblastome. Quelles sont les caractéristiques anatomopathologiques de cette tumeur ?

QUESTION N° 5

Quel bilan complémentaire doit-on demander ? Pourquoi ?

QUESTION N° 6

Quel examen vous donnera le diagnostic ?

QUESTION N° 7

Quels sont les principes du traitement ? Qu'est-ce qui les justifie ?

Réponses

QUESTION N° 1 — 18 *points*

Éléments cliniques compatibles avec le diagnostic :

- soufflure de la table externe 3
- soufflure de la table interne 3
- mobilités dentaires 3

Éléments cliniques en contradiction avec le diagnostic :

- adénopathie 3
- trismus 3
- troubles sensitifs alvéolaires inférieurs 3

QUESTION N° 2 — 17 *points*

Orthopantomographie (radiographie panoramique des arcades dentaires) : 3

- image radioclaire 3
- en bulles de savon 3
- bien limitée 1
- hétérogène 1
- au niveau de la branche horizontale gauche de la mandibule 1
- englobant 36, 37 et 38 1
- soufflant le bord basilaire 1

A priori cette image est très évocatrice du diagnostic d'améloblastome, du fait de son aspect en bulles de savon 3

QUESTION N° 3 — 20 *points*

Kyste coronodentaire, ... 3

mais l'image n'englobe pas la couronne d'une dent incluse 2

Kyste radiculodentaire, ... 3

mais l'image n'englobe pas l'apex d'une dent sur arcade mortifiée 2

Kyste épidermoïde, ... 3

mais l'image en est habituellement uni- ou biloculaire et sans rapport avec les dents 2

Kyste essentiel, ... 3

mais l'image est également uniloculaire et sans rapport avec les dents 2

QUESTION N° 4 — 18 *points*

L'**améloblastome** est une tumeur histologiquement bénigne 2

Elle se développe à partir de reliquats embryonnaires de la lame dentaire et plus précisément d'améloblastes ne faisant plus d'émail 2

Elle augmente régulièrement de volume 2

Elle souffle non seulement la table externe mais également la table interne 2

Elle a une malignité locale, ... 2

car elle envahit les parties molles 2

Elle ne donne pas de métastase 2

Elle peut en revanche se surinfecter 2

Enfin, elle peut dégénérer 2

QUESTION N° 5 — **15** *points*

Il faut demander un scanner qui permet de préciser : 3
- l'extension de la lésion 3
- l'état des tables externe et interne 3
- l'extension éventuelle aux parties molles 3
- la densité tissulaire de la lésion 3

QUESTION N° 6 — **6** *points*

Seul l'examen anatomopathologique d'une biopsie ou de la pièce opératoire permettra le diagnostic 6

QUESTION N° 7 — **6** *points*

Le traitement consiste en une exérèse chirurgicale, ... 1

au-delà des limites de la lésion, ... 1

car en l'absence de traitement, la lésion va s'étendre progressivement dans la mandibule, ... 2

puis envahir les parties molles de voisinage 2

RÉFÉRENCE

Collège hospitalo-universitaire français de chirurgie maxillofaciale et stomatologie. Lebeau J, coord. **Tumeurs maxillomandibulaires.** *In :* Chirurgie maxillofaciale et stomatologie pour le 2e cycle des études médicales. 2e édition. Paris : Elsevier SAS, 2011.

OBJECTIF PÉDAGOGIQUE

N° 154 : Tumeurs des os primitives et secondaires.

DIFFICULTÉ

3/3

CAS CLINIQUE N°44

Une patiente de 82 ans vous consulte pour des dépôts blanchâtres sur la langue et les joues apparus depuis une huitaine de jours.

Ces lésions la gênent et l'ont conduite à retirer, depuis 48 heures, ses deux prothèses dentaires totales qu'elle accuse en être la cause.

Elle a un état général médiocre avec une hypertension artérielle légère, une bronchite chronique et une polyarthrite chronique rhumatismale. On note de plus, dans ses antécédents, quatre grossesses, un ulcère gastroduodénal opéré il y a 40 ans, une cholécystectomie pour lithiase 5 ans plus tard et des crises de coliques néphrétiques il y a 10 ans environ. Elle est allergique au pollen, aux graminées et aux poils de chat.

Questions

QUESTION N° 1

Vous pensez à une mycose. Quels antécédents médicaux récents probables et quels signes fonctionnels recherchez-vous pour étayer ce diagnostic ?

QUESTION N° 2

Quels signes physiques mettrez-vous en évidence lors de l'examen endobuccal si ce diagnostic est exact ?

QUESTION N° 3

Quelles autres lésions blanches de la muqueuse buccale devez-vous éliminer et sur quels critères ?

QUESTION N° 4

Quels examens complémentaires peut-on prescrire ? Que proposez-vous ? Justifiez votre réponse.

QUESTION N° 5

Quel traitement instaurez-vous et quelles en sont ses modalités exactes ?

QUESTION N° 6

En l'absence de traitement bien conduit, quelle évolution est probable ?

Réponses

QUESTION N° 1	16 points
Antibiothérapie récente	4
Corticothérapie récente	4
Sécheresse buccale	4
Douleurs à type de cuisson	4

QUESTION N° 2	16 points
Érythème diffus	4
Dépapillation linguale	4
Présence de granulations blanchâtres sur les muqueuses buccales,	4
se détachant facilement à l'abaisse-langue	4

QUESTION N° 3	12 points
Lichen plan : • fin réseau arborescent • siégeant principalement sur la muqueuse jugale postérieure, le vestibule inférieur et la langue • blanc nacré • dur au toucher • ne se décollant pas	6
Leucoplasie : • souvent dans un contexte de tabagisme • plaque blanche • brillante • siégeant sur le bord de la langue, les culs-de-sac gingivaux, les gencives • adhérant à la muqueuse	6

QUESTION N° 4	18 points
Examens complémentaires possibles :	
• examen mycologique : prélèvement endobuccal pour culture sur milieu de Sabouraud et antibiogramme	3
• intradermoréaction à la candidine	3
En fait, aucun de ces examens complémentaires ne doit être prescrit, car :	3
• la scène clinique est caractéristique d'une **candidose buccale**	3
• la recherche de *Candida* n'a d'intérêt que dans les cas difficiles	3
• l'intradermoréaction n'a d'intérêt que dans des formes atypiques ou éventuellement chroniques	3

QUESTION N° 5	20 points
Pas de traitement général mais un traitement uniquement local :	1
• antifungique de type amphotéricine (Fungizone®) ou nystatine (Mycostatine®)	3
• posologie : 3 cuillerées à café par jour	3
• garder 3 minutes le médicament dans la bouche,	2

puis l'avaler 2
- à renouveler pendant 3 semaines 3
- changer la brosse à dents 3
- traiter les prothèses par antifungique tous les soirs pendant une à deux semaines 3

QUESTION N° 6 **18 *points***

Guérison apparente, ... 4

puis récidive spontanée lors d'une baisse de l'état général ou à l'occasion d'un traitement antibiotique ou immunodépresseur 4

Passage à la chronicité :
- mycose chronique diffuse évoluant par poussées avec la même symptomatologie mais moins intense 5
- ou mycose chronique en foyer (perlèche, plaque mycosique rétrocommissurale, glossite losangique médiane, ouranite médiane en miroir) 5

RÉFÉRENCE

Collège hospitalo-universitaire français de chirurgie maxillofaciale et stomatologie. Lebeau J, coord. **Lésions dentaires et gingivales**. *In :* Chirurgie maxillofaciale et stomatologie pour le 2e cycle des études médicales. 2e édition. Paris : Elsevier SAS, 2011.

OBJECTIFS PÉDAGOGIQUES

Objectif principal :
N° 87 : Infections cutanéomuqueuses bactériennes et mycosiques.

Objectif secondaire :
N° 305 : Douleur buccale.

DIFFICULTÉ

2/3

CAS CLINIQUE N° 45

Une patiente de 22 ans vous consulte pour une « otite ». Elle se plaint de douleurs auriculaires et préauriculaires droites très intenses, irradiant vers la tempe et le cou. Elles ont débuté il y a quelques mois après qu'elle a « pris froid » chez son dentiste qui lui couronnait une dent. Ces douleurs surviennent n'importe quand mais sont souvent déclenchées par la mastication.

Elle est très énervée et répond mal aux questions que vous lui posez. Elle a apparemment peu d'antécédents (amygdalectomie, extraction des germes des 4 dents de sagesse) et aucun traitement en dehors de la pilule.

Questions

QUESTION N° 1

Vous examinez son oreille droite. Quels sont les éléments cliniques dont l'absence permet d'éliminer une otite droite ?

QUESTION N° 2

Vous reprenez l'interrogatoire. La patiente déclare alors qu'elle a fréquemment des craquements au niveau des deux articulations temporo-maxillaires (ATM). Quel diagnostic évoquez-vous ? Quels autres signes fonctionnels rechercher pour l'étayer ?

QUESTION N° 3

Quels signes physiques exo- et endobuccaux devez-vous également rechercher ?

QUESTION N° 4

Quels examens radiologiques prescrivez-vous ? Justifiez votre réponse.

QUESTION N° 5

Quels examens radiologiques ne prescrivez-vous pas ? Pourquoi ?

QUESTION N° 6

Quels éléments thérapeutiques d'attente conseillez-vous ?

QUESTION N° 7

Quels sont les éléments du traitement étiologique ?

Réponses

QUESTION N° 1 — 12 points

Symptomatologie ancienne	1
Pas de fièvre	3
Aspect du tympan normal	3
Aspect du conduit auditif normal	2
Pas d'écoulement au niveau du conduit auditif externe	3

QUESTION N° 2 — 13 points

Dysfonction temporo-mandibulaire ou SADAM (syndrome algodystrophique de l'appareil mandicateur) :	5
• blocage	2
• subluxation	2
• limitation de l'amplitude d'ouverture buccale	2
• œdème préauriculaire	2

QUESTION N° 3 — 15 points

Examen exobuccal : recherche d'une dysmorphose dentomaxillaire	3
Examen endobuccal :	
• trouble de l'articulé	3
• absence dentaire	3
• reconstructions dentaires inadaptées	3
• réhabilitation prothétique inadaptée	3

QUESTION N° 4 — 12 points

Orthopantomographie pour juger de l'état dentaire	6
Téléradiographie de profil pour juger de l'existence d'une dysmorphose dentomaxillaire	6

QUESTION N° 5 — 12 points

Examens à ne pas prescrire :	
• scanner des ATM	4
• IRM des ATM	4
Ces deux examens sont inutiles. Ils permettent de préciser l'anatomie des ATM mais le SADAM est un **trouble fonctionnel** dont le point de départ est une anomalie occlusale, les manifestations articulaires étant secondaires et non pas primitives	4

QUESTION N° 6 — 10 points

Alimentation molle	3
Gymnastique mandibulaire en propulsion	3
Mise en place d'une gouttière de disocclusion	2
Prescription d'un anxiolytique	2

QUESTION N° 7 **20 *points***

Rééquilibration occlusale	4
Reconstructions dentaires	4
Réhabilitation prothétique	4
Traitement orthodontique,	4
ou traitement orthodonticochirurgical	4

RÉFÉRENCE

Collège hospitalo-universitaire français de chirurgie maxillofaciale et stomatologie. Lebeau J, coord. **Douleurs buccales et algies de la face.** *In* : Chirurgie maxillofaciale et stomatologie pour le 2e cycle des études médicales. 2e édition. Paris : Elsevier SAS, 2011.

OBJECTIFS PÉDAGOGIQUES

Objectif principal :
N° 305 : Douleur buccale.

Objectif secondaire :
N° 35 : Développement buccodentaire et anomalies.

DIFFICULTÉ

3/3

CAS CLINIQUE N° 46

Un patient de 42 ans présente depuis 3 jours une tuméfaction sous-mandibulaire gauche douloureuse. Elle est apparue lors d'un repas. Elle a partiellement régressé à la fin du repas, mais récidive depuis transitoirement à chaque repas.

L'interrogatoire ne met en évidence aucun antécédent particulier et n'apporte aucun élément d'information complémentaire.

Questions

QUESTION N° 1

Quel examen clinique peut-il permettre de rattacher cette tuméfaction à la glande sous-mandibulaire ? Comment doit-il être réalisé et quels éléments d'information en attendre ?

QUESTION N° 2

Si tel est le cas, quel diagnostic porter vis-à-vis du tableau clinique que présente ce patient ? Quelle en est sa physiopathologie ?

QUESTION N° 3

À quel tableau clinique fait-il habituellement suite ? Quels éléments physiopathologiques et cliniques l'en différencient ?

QUESTION N° 4

Quel(s) examen(s) complémentaire(s) doit-on prescrire et qu'en attendre ?

QUESTION N° 5

Quel(s) examen(s) ne doit(vent) pas être prescrit(s) ? Pourquoi ?

QUESTION N° 6

Quel traitement conseiller ?

QUESTION N° 7

En l'absence de traitement, quelle est l'évolution prévisible ?

Réponses

QUESTION N° 1	**15** *points*
Le **palper digital** :	4
• un doigt exobuccal soulève le plancher	2
• tandis qu'un doigt endobuccal le palpe	2
Cet examen précise le volume	1
et la consistance	1
de la glande sous-mandibulaire	1
Il révèle la présence éventuelle d'un calcul :	1
• dans le bassinet	1
• le canal	1
• ou à l'ostium de la glande	1

QUESTION N° 2	**15** *points*
Colique salivaire sous-mandibulaire gauche,	5
qui est due à un obstacle complet	3
mais transitoire	3
de l'écoulement salivaire,	2
lors des stimuli salivaires (repas)	2

QUESTION N° 3	**15** *points*
Hernie salivaire sous-mandibulaire gauche	4
La hernie est due à un obstacle partiel et transitoire à l'écoulement salivaire lors des stimuli salivaires (repas)	3
Elle correspond à une tuméfaction sous-mandibulaire :	2
• indolore	2
• disparaissant dès la fin du repas	2
• se répétant et évoluant vers la colique salivaire	2

QUESTION N° 4	**15** *points*
Examens complémentaires :	
• radiographie :	
– mordu antérieur et postérieur du plancher	4
– profil strict	2
Ces clichés radiologiques ont pour but de rechercher une image arrondie radio-opaque correspondant à un calcul	4
• échographie	3
à la recherche d'un calcul radiotransparent si les radiographies simples sont négatives	2

QUESTION N° 5 — 15 *points*

Scanner :	2
n'apporte pas plus de renseignements que l'échographie	2
IRM :	2
n'apporte pas plus de renseignements que l'échographie	2
Sialographie :	2
• examen douloureux	1
• donnant des faux positifs	1
Scintigraphie :	2
intéressante uniquement pour évaluer la valeur fonctionnelle de la glande	1

QUESTION N° 6 — 10 *points*

Si le calcul est dans le canal ou à l'ostium : exérèse simple du calcul après incision directe du canal au niveau du plancher (taille),	3
éventuellement exérèse endoscopique	2
Si le calcul est dans la glande sous-mandibulaire ou enclavé dans le bassinet : sous-mandibulectomie liquidatrice,	3
éventuellement lithotrition	2

QUESTION N° 7 — 15 *points*

Répétition des crises	4
Puis apparition de complications infectieuses :	3
• sialadochite (whartonite)	2
• cellulite péricanalaire	2
• puis cellulite du plancher	2
• puis sous-mandibulite	2

RÉFÉRENCE

Collège hospitalo-universitaire français de chirurgie maxillofaciale et stomatologie. Lebeau J, coord. **Pathologie des glandes salivaires.** *In :* Chirurgie maxillofaciale et stomatologie pour le 2e cycle des études médicales. 2e édition. Paris : Elsevier SAS, 2011.

OBJECTIF PÉDAGOGIQUE

N° 270 : Pathologie des glandes salivaires.

DIFFICULTÉ

1/3

CAS CLINIQUE N° 47

Une patiente de 52 ans sans aucun antécédent vous consulte pour une « boule » au niveau de la joue droite. Elle l'a découverte il y a plus d'un an en faisant sa toilette. Elle est totalement asymptomatique mais l'ennuie car elle commence à se voir du fait de son augmentation régulière de volume.

On note dans ses antécédents une appendicectomie dans l'enfance, une fracture de l'angle gauche de la mandibule à l'âge de 18 ans et une cholécystectomie pour lithiase il y a 2 ans. *(Voir la photographie en couleur au verso de la couverture.)*

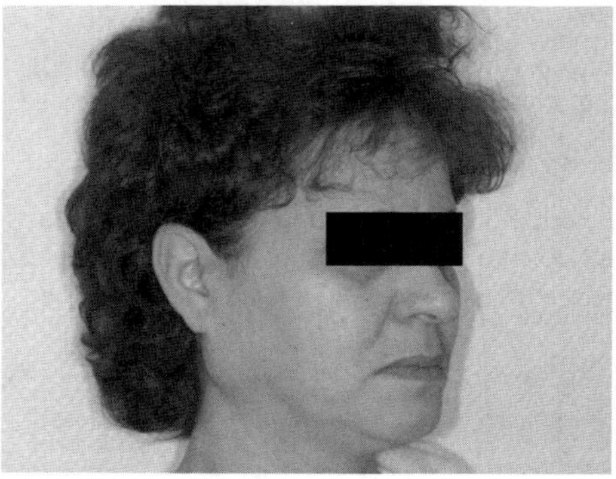

Questions

QUESTION N° 1

Quel diagnostic clinique devez-vous *a priori* proposer ? Pourquoi ?

QUESTION N° 2

Quels signes cliniques devez-vous préciser pour étayer ce diagnostic ?

QUESTION N° 3

Quels sont les principaux diagnostics différentiels à envisager ?

QUESTION N° 4

Quelle est la nature histologique la plus probable de cette lésion ? Quels éléments cliniques plaident en faveur de ce diagnostic ? Quels éléments cliniques complémentaires devez-vous rechercher ?

QUESTION N° 5

Quels sont les deux autres diagnostics histologiques à discuter en priorité ? Quels éléments cliniques devraient être présents pour orienter vers ce diagnostic ?

QUESTION N° 6

Quel(s) examen(s) complémentaire(s) pouvez-vous prescrire et qu'en attendez-vous ?

QUESTION N° 7

Quel(s) examen(s) complémentaire(s) ne devez-vous pas prescrire ? Pourquoi ?

QUESTION N° 8

Quel traitement proposez-vous ? Pourquoi ?

Réponses

QUESTION N° 1 — 12 *points*

Tumeur de la région parotidienne : 3
- car la lésion est située dans l'aire de projection de la parotide........ 3
- c'est-à-dire sous et en avant du lobule de l'oreille........ 3
- la présence dans la loge parotidienne d'autres éléments anatomiques que la glande parotide (adénopathie, vaisseaux, nerfs, graisse) ne permettant pas cliniquement de préciser le tissu atteint........ 3

QUESTION N° 2 — 11 *points*

Caractéristiques de la tumeur : 5
- topographie exacte
- taille
- consistance (dure, cartilagineuse, molle...)
- limites régulières ou irrégulières
- mobilité par rapport à la peau et au plan profond

État du nerf facial : 3
absence d'atteinte ou au contraire parésie voire paralysie partielle ou totale

Présence d'adénopathie : topographie, taille, dimensions, mobilité........ 3

QUESTION N° 3 — 12 *points*

Parotidite........ 2

Parotidose........ 2

Hypertrophie massétérine 2

Tumeur cutanée bénigne ou maligne........ 2

Lésion de l'articulation temporomandibulaire 2

Lésion de l'angle ou de la branche montante de la mandibule........ 2

QUESTION N° 4 — 15 *points*

Diagnostic le plus probable : **adénome pléomorphe** 3

Éléments plaidant en sa faveur :
- tumeur la plus fréquente chez la femme jeune........ 2
- augmentation régulière de volume 2
- asymptomatique........ 2

Éléments cliniques à rechercher :
- consistance cartilagineuse........ 2
- absence d'atteinte faciale........ 2
- absence d'adénopathie 2

QUESTION N° 5 — 15 points

Cystadénolymphome bénin : 3
- cette lésion survient préférentiellement chez un patient de sexe masculin 1
- sa consistance est molle 1
- elle a un grand axe vertical 1
- elle présente des poussées évolutives inflammatoires 1

Carcinome adénoïde kystique : 3
- cette tumeur s'accompagne volontiers de douleurs 1
- elle évolue rapidement 1
- elle a une consistance dure : pierreuse 1
- elle peut s'accompagner d'adénopathies 1
- et rapidement d'une paralysie faciale partielle ou totale 1

QUESTION N° 6 — 10 points

Échographie parotidienne : 2
cet examen montrera, en cas d'adénome pléomorphe, un renforcement de l'écho postérieur 2

Cytoponction : 2
- qui pourra montrer des images histologiques en faveur de l'adénome pléomorphe 2
- mais qui n'aura de valeur qu'en cas d'examen positif 2

QUESTION N° 7 — 13 points

Sialographie : 1
- examen douloureux 1
- qui confirmera le diagnostic positif en montrant une image de balle dans la main 1
- mais ne permettra pas de porter de diagnostic étiologique 1

Scanner : 1
- examen plus coûteux 1
- qui confirmera le diagnostic positif 1
- mais ne permettra pas de porter de diagnostic étiologique 1

IRM : 1
pour les mêmes raisons que le scanner 1

Scintigraphie salivaire : 1
- cet examen n'étudie que la fonction salivaire 1
- et montre seulement une hyperfixation en cas de cystadénolymphome 1

QUESTION N° 8 — 12 points

Parotidectomie totale conservatrice du nerf facial, car : 3
- en l'absence de traitement, l'évolution va se faire vers une augmentation régulière du volume de la tumeur 3
- avec un risque de dégénérescence au bout de 10-15 ans d'évolution 3
- une exérèse partielle de la glande parotide peut être la cause de récidive locale 3

RÉFÉRENCE

Collège hospitalo-universitaire français de chirurgie maxillofaciale et stomatologie. Lebeau J, coord. **Pathologie des glandes salivaires.** *In* : Chirurgie maxillofaciale et stomatologie pour le 2e cycle des études médicales. 2e édition. Paris : Elsevier SAS, 2011.

OBJECTIF PÉDAGOGIQUE

N° 270 : Pathologie des glandes salivaires.

DIFFICULTÉ

3/3

CAS CLINIQUE N° 48

Un patient de 59 ans est adressé par son chirurgien-dentiste pour une lésion du bord droit de la langue. La consultation initiale était motivée par « une rage de dent avec du sang dans la salive ».

L'examen endobuccal montre une lésion de 3 cm de diamètre à la partie postérieure du bord droit de la langue *(voir la photographie en couleur au verso de la couverture)*.

On note de nombreuses lésions traumatiques à la suite de chutes : fracture du fémur gauche, fracture des deux os de l'avant-bras droit, plusieurs fractures costales. Il a également présenté une prostatite et a depuis 3 ans une hypertension artérielle dont il néglige le traitement.

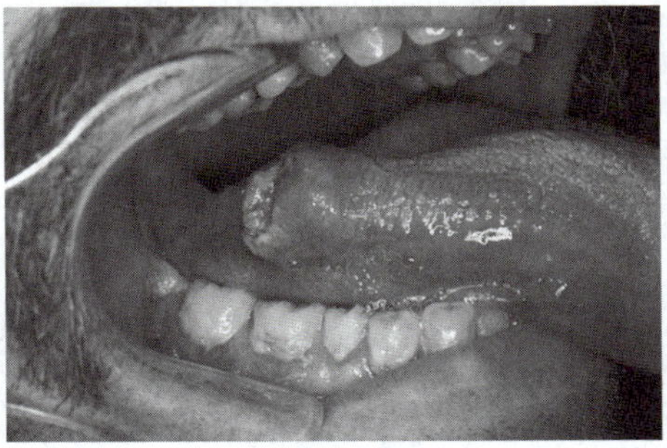

Questions

QUESTION N° 1

Vous pensez à un cancer de la langue : quels éléments cliniques vous ~~conduisent~~ conduiraient à ce diagnostic ?

QUESTION N° 2

Si ce diagnostic est exact, quelle est la nature histologique de cette tumeur et quelles sont ses caractéristiques évolutives ?

QUESTION N° 3

Quels examens complémentaires proposez-vous dans le cadre du bilan propre de cette tumeur (en dehors d'un éventuel bilan préopératoire) et dans quels buts ?

QUESTION N° 4

À quelles autres pathologies vous fait craindre le contexte habituel de ces tumeurs et quels sont les éléments du bilan complémentaire qu'il impose ?

QUESTION N° 5

Vous ne prescrivez ni scanner facial, ni scintigraphie osseuse. Pourquoi ?

QUESTION N° 6

À l'issue de ces deux bilans, vous classez la tumeur T2 N1 M0. Que signifie ce code ?

Réponses

QUESTION N° 1	20 *points*
Lésion ulcérobourgeonnante :	3
• à base indurée	3
• avec saignement au contact	3
Mauvaise hygiène buccodentaire	2
Alcoolisme	2
Tabagisme	2
• Éventuelle atteinte de l'état général, avec :	0,5
• asthénie	0,5
• anorexie	0,5
• amaigrissement	0,5
Présence d'adénopathie cervicale :	2
• homolatérale	0,5
• ou controlatérale	0,5

QUESTION N° 2	20 *points*
Carcinome épidermoïde	5
Évolution locale :	1
• en surface	1
• et en profondeur	1
Évolution régionale ganglionnaire pouvant :	2
• sauter un relais	2
• être homo- ou controlatérale	2
Évolution métastatique au niveau :	2
• des poumons	1
• du foie	1
• des os	1
• du cerveau	1

QUESTION N° 3	20 *points*
Biopsie locale à la limite entre tumeur et zone saine,	2
pour confirmer la nature	2
Orthopantomographie,	2
pour bilan dentaire	2
Radiographie pulmonaire,	2
à la recherche de métastases pulmonaires	2
La radiographie pulmonaire est complétée par un scanner thoracique	2
Échographie abdominale,	2
à la recherche de métastases hépatiques	2
L'échographie abdominale est complétée par un scanner abdominal	2

QUESTION N° 4 — 15 *points*

On craint une deuxième localisation au niveau des voies aérodigestives supérieures, vu :	2
• le contexte éthylotabagique	2
• et la mauvaise hygiène buccodentaire	2
Bilan :	
• bronchoscopie	3
• œsogastroscopie	3
• laryngoscopie indirecte ou directe en suspension si besoin	3

QUESTION N° 5 — 10 *points*

L'examen clinique suffit à apprécier les limites de cette tumeur du bord de la langue	3
La scintigraphie faciale n'est pas utile vu sa topographie linguale à distance de la mandibule ou du maxillaire	3
La scintigraphie corporelle n'a d'intérêt qu'en cas de signes d'appel	3
La lésion étant pédiculée sur le bord de la langue, un scanner est inutile	1

QUESTION N° 6 — 15 *points*

T2 signifie que cette tumeur est comprise entre 2 cm exclus et 4 cm inclus	5
N1 signifie qu'il y a une adénopathie homolatérale mesurant jusqu'à 3 cm de diamètre inclus	5
M0 signifie qu'il n'y a pas de métastase décelable	5

RÉFÉRENCE

Collège hospitalo-universitaire français de chirurgie maxillofaciale et stomatologie. Lebeau J, coord. **Tumeurs de la cavité buccale.** *In :* Chirurgie maxillofaciale et stomatologie pour le 2e cycle des études médicales. 2e édition. Paris : Elsevier SAS, 2011.

OBJECTIF PÉDAGOGIQUE

N° 145 : Tumeurs de la cavité buccale et des voies aérodigestives supérieures.

DIFFICULTÉ

2/3

CAS CLINIQUE N° 49

Un patient de 75 ans, éthylotabagique à mauvaise hygiène buccodentaire, présente un carcinome épidermoïde de la commissure intermaxillaire gauche. À l'issue du bilan, la lésion est cotée T2 N1 M0.

Il a des antécédents lourds : polyarthrite chronique rhumatismale, insuffisance respiratoire chronique, ulcère gastroduodénal, hypertension artérielle, infarctus du myocarde il y a 6 mois et différentes fractures traumatiques au cours de la vie.

De ce fait, après discussion pluridisciplinaire, on opte pour une irradiation exclusive de la tumeur et des aires ganglionnaires cervicales.

Questions

QUESTION N° 1

Quel traitement proposez-vous sur le plan stomatologique avant la radiothérapie ? Pourquoi ?

QUESTION N° 2

Au début de la troisième semaine d'irradiation, le patient vous consulte car il a beaucoup de peine à s'alimenter du fait de douleurs buccales intenses. Quel diagnostic devez-vous évoquer d'emblée ? Quels éléments cliniques vont le confirmer ? Quel traitement prescrivez-vous ?

QUESTION N° 3

Quel traitement mettez-vous en œuvre après la radiothérapie ? Pourquoi ? Quelles en sont les modalités ?

QUESTION N° 4

Quelle séquelle fonctionnelle buccale est-elle toujours retrouvée après une irradiation faciale ? Quelle en est la cause ? Quel traitement proposer ?

QUESTION N° 5

Quelles sont les séquelles possibles mais inconstantes de l'irradiation faciale ?

QUESTION N° 6

Quelques années plus tard, ce patient négligent présente une pulpite aiguë sur sa dent 43. Quel traitement proposez-vous ? Pourquoi ?

Réponses

QUESTION N° 1 **20 points**

Avulsion de toutes les dents délabrées........ 5

Avulsion de toutes les dents déchaussées........ 5

En respectant un délai de 2 semaines entre la dernière extraction et le début de la radiothérapie........ 5

Car **aucune extraction ne doit être faite après une irradiation** de la mandibule ou des maxillaires, ce geste risquant de déclencher une ostéoradionécrose........ 5

QUESTION N° 2 **12 points**

Radiomucite, devant :........ 3
- un érythème diffus........ 3
- avec des érosions, ulcérations saignantes diffuses........ 3

Traitement :
- Xylocaïne visqueuse........ 1
- alimentation liquide........ 1
- bains de bouche avec une solution d'eau bicarbonatée........ 1

QUESTION N° 3 **20 points**

On met en route une **protection fluorée** de la denture........ 5

pour prévenir la survenue d'une odontonécrose........ 5

Ce traitement comporte :
- des applications de fluor........ 5
- à l'aide de gouttières pour fluoration........ 1
- 1 fois par jour........ 1
- pendant 10 minutes........ 1
- à vie........ 1
- en brossant avant et après les dents........ 1

QUESTION N° 4 **12 points**

Séquelle fonctionnelle toujours observée : sécheresse buccale........ 4

Elle est due à une hyposialie secondaire à l'irradiation des glandes salivaires se trouvant dans le champ d'irradiation........ 4

À l'heure actuelle, il n'y a aucun traitement efficace à proposer........ 4

QUESTION N° 5 **16 points**

Agnosie........ 4

Diminution de l'amplitude d'ouverture buccale par myosite rétractile........ 4

Sclérose cutanée........ 4

Ulcération torpide et nécrose muqueuse........ 4

QUESTION N° 6 **20** *points*

Pas d'extraction mais soins conservateurs :	4
• dévitalisation de la dent 43	4
• sous anesthésie locale	4
• sans adrénaline	4
L'extraction de la dent 43 risque de provoquer une ostéoradionécrose	4

RÉFÉRENCE

Collège hospitalo-universitaire français de chirurgie maxillofaciale et stomatologie. Lebeau J, coord. **Tumeurs de la cavité buccale.** *In :* Chirurgie maxillofaciale et stomatologie pour le 2e cycle des études médicales. 2e édition. Paris : Elsevier SAS, 2011.

OBJECTIF PÉDAGOGIQUE

N° 145 : Tumeurs de la cavité buccale et des voies aérodigestives supérieures.

DIFFICULTÉ

2/3

CAS CLINIQUE N° 50

Madame X, âgée de 52 ans, consulte son médecin traitant pour une ulcération du bord latéral droit de la langue, mobile, évoluant depuis 15 jours. Cette patiente est hypertendue traitée. Elle fume un paquet de cigarettes par jour depuis 35 ans et boit un verre de vin rouge à chaque repas.

À l'examen, on retrouve une ulcération unique de 8 mm de diamètre, un peu douloureuse, avec fond jaunâtre, entourée d'un bord rouge régulier. La base est indurée mais ne saigne pas au contact. L'état dentaire est déplorable avec de nombreuses dents cariées et deux fracturées en regard de la lésion.

Questions

QUESTION N° 1

Quels sont les 3 premiers diagnostics à discuter ?

QUESTION N° 2

Préciser quels sont, chez cette patiente, les éléments en faveur de chacun d'eux.

QUESTION N° 3

Quels éléments sont contre leur diagnostic respectif chez cette patiente ?

QUESTION N° 4

Quelle est la conduite immédiate à tenir ?

QUESTION N° 5

L'orthopantomographie, réalisée avant les extractions qu'impose l'état dentaire de cette patiente, objective une image radioclaire de 2 cm de diamètre autour de la racine de 44 délabrée. Quel diagnostic portez-vous ? Quel traitement doit être réalisé ?

QUESTION N° 6

Vous revoyez la patiente 15 jours après. L'ulcération persiste sans modifications. Quel bilan proposez-vous ? Pourquoi ?

Réponses

QUESTION N° 1	**15 *points***
Trois diagnostics doivent être systématiquement évoqués :	
• un aphte	5
• un cancer muqueux, habituellement carcinome épidermoïde	5
• une ulcération traumatique	5
QUESTION N° 2	**30 *points***
Éléments en faveur d'un aphte :	
• caractère récent	5
• lésion jaunâtre entourée d'un bord rouge	5
Éléments en faveur d'un cancer de la muqueuse buccale, habituellement un carcinome épidermoïde :	
• terrain éthylotabagique avec une mauvaise hygiène buccodentaire	5
• base indurée	5
Éléments en faveur d'une ulcération traumatique :	
• caractère récent	3
• lésion un peu douloureuse	3
• topographie en regard de dents délabrées	3
• sans grand changement depuis 15 jours	1
QUESTION N° 3	**30 *points***
Éléments contre un aphte :	
• lésion peu douloureuse	5
• stable depuis 15 jours	5
Éléments contre un cancer de la muqueuse buccale, habituellement un carcinome épidermoïde :	
• lésion récente	5
• ne saigne pas au contact	5
Éléments contre une ulcération traumatique : aucun élément n'est opposé à ce diagnostic	10
QUESTION N° 4	**15 *points***
Quinze jours plus tard, si la lésion a disparu : il s'agissait d'une alcération traumatique	5
Il faut donc :	
• supprimer la cause : extraction ou soins conservateurs des dents délabrées en regard de la lésion	5
• donner un rendez-vous à la patiente 15 jours plus tard	5
QUESTION N° 5	**4 *points***
Il s'agit d'un kyste radiculodentaire	1
développé aux dépens de l'apex de sa première prémolaire inférieure droite	1
Le traitement doit comporter l'extraction de la dent,	1
et le curetage du kyste	1

QUESTION N° 6 **6 *points***

La ésion n'ayant pas disparu après suppression de la cause, il ne s'agit pas d'une ulcération traumatique	3
Il faut donc craindre un **cancer** et faire une biopsie	3

RÉFÉRENCE

Collège hospitalo-universitaire français de chirurgie maxillofaciale et stomatologie. Lebeau J, coord. **Tumeurs de la cavité buccale.** *In* : Chirurgie maxillofaciale et stomatologie pour le 2e cycle des études médicales. 2e édition. Paris : Elsevier SAS, 2011.

OBJECTIFS PÉDAGOGIQUES

Objectif principal :
N° 145 : Tumeurs de la cavité buccale et des voies aérodigestives supérieures.

Objectif secondaire :
N° 305 : Douleur buccale.

DIFFICULTÉ

1/3

CAS CLINIQUE N° 51

Un enfant de 6 ans, sans antécédent particulier, est amené aux urgences par ses parents après s'être fait mordre par son propre chien, auquel il a, en jouant, mis un doigt dans l'œil.

Il présente plusieurs plaies de la joue droite entre le tragus et l'aile du nez.

Le reste de l'examen est normal.

Questions

QUESTION N° 1

Quels sont les éléments de gravité des plaies des parties molles au niveau de la face ?

QUESTION N° 2

Quelle(s) complication(s) anatomique(s) faut-il craindre dans le cas présent ? Comment en faire le diagnostic ?

QUESTION N° 3

Lorsque la plaie siège au niveau d'un des canthi internes, quelle complication faut-il craindre et comment la diagnostiquer ?

QUESTION N° 4

Quels sont les risques infectieux à prévenir et/ou à traiter ?

QUESTION N° 5

Quels sont les éléments du traitement chirurgical ?

QUESTION N° 6

Quelle est la conduite à tenir vis-à-vis du chien et qu'en conclure pour l'enfant ?

Réponses

QUESTION N° 1 — 15 *points*

Caractère transfixiant	3
Pertes de substance	3
Lésion d'éléments nobles (œil, voies lacrymales, nerf facial, canal de Sténon)	4
Morsure de chien (risque infectieux)	3
Présence de corps étrangers	2

QUESTION N° 2 — 25 *points*

Atteinte du **nerf facial** (plaie ou même section) :	5
• car les plaies siègent dans la région parotidienne, au niveau de laquelle se divise le VII	5
• cette atteinte est recherchée en étudiant la mimique faciale au niveau des différents territoires (frontal, palpébral et buccal)	5
Atteinte du canal **Sténon :**	
• car les plaies siègent sur une ligne allant du tragus au tiers externe de la lèvre supérieure	5
• sa recherche impose de cathétériser le canal Sténon lors de l'exploration chirurgicale de la plaie	5

QUESTION N° 3 — 8 *points*

• une atteinte des voies lacrymales	4
• le diagnostic repose sur le cathétérisme des voies lacrymales sous anesthésie générale	4

QUESTION N° 4 — 18 *points*

Il y a 3 **risques infectieux** à prévenir et/ou à traiter :	
• le risque rabique :	3
au moindre doute ou en l'absence de renseignement sur le chien, il faut vacciner l'enfant	3
• le risque tétanique :	3
il faut vérifier la validité de la vaccination antitétanique et, si besoin, réaliser une sérothérapie avec vaccination de rappel	3
• l'infection par les germes aérobies et anaérobies constamment présents sur les dents des animaux :	3
il faut mettre en route un traitement antibiotique avec une association de type acide clavulanique et amoxicilline (Augmentin®)	3

QUESTION N° 5 — 18 *points*

Intervention sous anesthésie générale	3
Exploration systématique de toutes les plaies	3
Lavage soigneux	3
Parage des berges des plaies	3

Drainage des décollements	3
Sutures	3

QUESTION N° 6 **16** *points*

Ne pas tuer le chien	4
Si ses vaccinations sont correctes, ne pas vacciner l'enfant	3
S'il n'est pas correctement vacciné, il y a un risque rabique qui impose la surveillance **du chien par un vétérinaire** à J3, J7, J15	3
Lors de cette surveillance, au moindre signe de rage chez le chien, il faut immédiatement vacciner l'enfant	3
La vaccination d'emblée ne s'impose pas puisqu'il s'agit du chien de la famille et que l'enfant l'a agressé	3

RÉFÉRENCE

Collège hospitalo-universitaire français de chirurgie maxillofaciale et stomatologie. Lebeau J, coord. **Traumatismes maxillofaciaux.** *In :* Chirurgie maxillofaciale et stomatologie pour le 2e cycle des études médicales. 2e édition. Paris : Elsevier SAS, 2011.

OBJECTIF PÉDAGOGIQUE

N° 201 : Évaluation de la gravité et recherche des complications précoces chez un traumatisé craniofacial.

DIFFICULTÉ

2/3

CAS CLINIQUE N° 52

Un enfant de 7 ans est amené par ses parents à la suite d'une chute de balançoire. Il n'a pas perdu connaissance. Il s'est relevé tout seul. Après avoir pleuré un moment il s'est calmé, et se plaint depuis d'avoir « mal à la bouche ». Ses parents ont ramassé sur place une dent qu'ils vous remettent.

Cet enfant a la bouche entrouverte avec des lèvres tuméfiées. Il avale difficilement sa salive. L'examen endobuccal vous montre l'absence apparente des incisives supérieures médianes et de la latérale supérieure gauche. Les incisives inférieures sont présentes mais extrêmement mobiles.

Questions

QUESTION N° 1

Compte tenu de son âge, quelles dents cet enfant doit-il normalement avoir sur chaque hémi-arcade ?

QUESTION N° 2

Comment faites-vous pour affirmer que la dent rapportée par ses parents est une dent lactéale ? Quelle est cette dent ?

QUESTION N° 3

Comment interprétez-vous l'absence des deux incisives centrales supérieures qui, d'après une photo de l'enfant, étaient bien présentes sur l'arcade au moment de sa chute ? Que proposez-vous ?

QUESTION N° 4

Quel bilan radiologique faites-vous réaliser ? Quel est son intérêt ?

QUESTION N° 5

Quel traitement proposez-vous pour les dents 31 et 41 ? Quels sont les risques évolutifs ?

QUESTION N° 6

Quel traitement proposez-vous pour les dents 72 et 82 ? Quels sont les risques évolutifs ?

Réponses

QUESTION N° 1 — 18 *points*

Chaque arcade doit comporter, à partir de la ligne médiane, les dents suivantes :

• une incisive centrale définitive	3
• une incisive latérale lactéale	3
• une canine lactéale	3
• une première molaire lactéale	3
• une deuxième molaire lactéale	3
• une première molaire définitive (dent de 6 ans)	3

QUESTION N° 2 — 12 *points*

La couronne est de petite taille	3
Il n'y a pratiquement pas de racine	3
Du fait de la rhizalyse physiologique des incisives latérales à partir de 7 ans	3
Trois dents sont absentes : 11, 21 et 62 ; il s'agit donc de la dent 62 latérale supérieure gauche	3

QUESTION N° 3 — 18 *points*

Première possibilité, les incisives centrales ont été luxées :	3
• il faut les retrouver	3
• et les réimplanter après les avoir dévitalisées à partir de l'apex	3
Deuxième possibilité, elles ont été réincluses :	3
• il faut alors surveiller leur éruption	3
• et si besoin recourir ensuite à un traitement orthodontique complémentaire	3

QUESTION N° 4 — 18 *points*

Une **orthopantomographie :**	3
• pour voir l'ensemble de la mandibule et des maxillaires	4
• faire un bilan dentaire en précisant la présence ou l'absence des différentes dents	4
• et des rétrodentaires des différentes dents traumatisées,	3
pour juger de leur position et de leur intégrité	4

QUESTION N° 5 — 18 *points*

Les dents 31 et 41 sont les **incisives centrales mandibulaires définitives**	4
Elles sont mobiles donc subluxées	4
Il faut les immobiliser :	2
par un arc d'orthodontie	2
pendant 2 mois,	2
ces dents pouvant se dévitaliser ou devenir mobiles et être perdues	4

QUESTION N° 6 **16 points**

72 et 82 sont des **dents lactéales subluxées :** ... 4

il ne faut faire aucun traitement même si elles sont très mobiles ... 4

Risques évolutifs :
- elles vont sûrement tomber prématurément ... 4
- leur traumatisme peut s'être accompagné d'un traumatisme des germes des dents 32 et 42, qui pourront être malformés ou ankylosés ... 4

RÉFÉRENCE

Collège hospitalo-universitaire français de chirurgie maxillofaciale et stomatologie. Lebeau J, coord. **Traumatismes maxillofaciaux.** *In :* Chirurgie maxillofaciale et stomatologie pour le 2e cycle des études médicales. 2e édition. Paris : Elsevier SAS, 2011.

OBJECTIFS PÉDAGOGIQUES

Objectif principal :
N° 201 : Évaluation de la gravité et recherche des complications précoces chez un traumatisé craniofacial.

Objectif secondaire :
N° 35 : Développement buccodentaire et anomalies.

DIFFICULTÉ

2/3

CAS CLINIQUE N° 53

Vous examinez au service d'urgence un patient de 21 ans hospitalisé après une violente agression.

Il a perdu connaissance pendant quelques minutes. Il présente de multiples fractures de côtes, une fracture de l'avant-bras droit, des ecchymoses et contusions multiples sur tout le corps.

Au niveau facial, il a reçu plusieurs coups de poing, se plaint d'une douleur devant l'oreille droite et de ne pas pouvoir ouvrir et fermer la bouche comme avant.

Il a pour antécédents une appendicectomie et plusieurs fractures des membres. Il est allergique à l'amoxcilline (Clamoxyl®). Il avoue une consommation excessive de bière et « quelques joints » par jour.

Questions

QUESTION N° 1

Comment interpréter les plaintes de ce patient au niveau facial ? À quel diagnostic devez-vous *a priori* conclure ?

QUESTION N° 2

Quels signes physiques exocavitaires devez-vous rechercher pour étayer ce diagnostic ?

QUESTION N° 3

Quels signes physiques endocavitaires devez-vous rechercher dans le même but ?

QUESTION N° 4

Quel bilan radiologique initial doit être prescrit pour confirmer ce diagnostic ? Comment et dans quel cas doit-il être complété ?

QUESTION N° 5

Le diagnostic étant confirmé, détaillez les éléments du traitement.

QUESTION N° 6

En son absence, quelles sont les complications faciales tardives susceptibles d'être observées ?

Réponses

QUESTION N° 1 — 20 *points*

Le patient ne peut plus ouvrir la bouche normalement depuis l'agression dont il a été victime : il a un **trismus** 5

Il ne peut pas fermer normalement la bouche : il a un **trouble de l'articulé dentaire** 5

L'existence d'une douleur préauriculaire gauche post-traumatique traduit une lésion au niveau de l'**articulation temporo-mandibulaire gauche** 5

Le diagnostic le plus probable est celui de **fracture condylienne gauche** 5

QUESTION N° 2 — 15 *points*

Point douloureux condylien droit à la palpation 5

Absence de perception à la palpation préauriculaire de la mobilité condylienne normale lors des mouvements d'ouverture et de fermeture buccale 5

Éventuellement, perception d'une vacuité au niveau du condyle à la palpation 5

QUESTION N° 3 — 20 *points*

Trouble de l'articulé dentaire, avec : 4
- contact molaire prématuré du côté de la fracture 4
- béance molaire controlatérale 4
- latérodéviation mandibulaire droite, c'est-à-dire du côté de la fracture 4

Limitation de l'amplitude d'ouverture buccale, normalement à 2 travers de doigt et demi du sujet 4

QUESTION N° 4 — 15 *points*

Bilan radiologique initial :
- orthopantomographie (radiographie panoramique des arcades dentaires) 5
- cliché radiologique des condyles de face, type incidence de Bonneau 5

Secondairement scanner, si le bilan radiologique initial est négatif ou imprécis alors que le tableau clinique est typique 5

QUESTION N° 5 — 20 *points*

Alimentation molle pendant 1 mois 2

Gymnastique mandibulaire en propulsion, avec : 3
- mouvements d'occlusion centrée 3
- mouvements de propulsion et rétropulsion 3
- mouvements de diduction droite et gauche 3

Exercices à réaliser 2 minutes toutes les heures, ... 3

pendant plusieurs mois 3

QUESTION N° 6 **10** *points*

• ankylose temporo-mandibulaire	4
• trouble occlusal séquellaire	3
• dysfonction temporo-mandibulaire secondaire à ce trouble	3

RÉFÉRENCE

Collège hospitalo-universitaire français de chirurgie maxillofaciale et stomatologie. Lebeau J, coord. **Traumatologie maxillofaciale.** *In :* Chirurgie maxillofaciale et stomatologie pour le 2e cycle des études médicales. 2e édition. Paris : Elsevier SAS, 2011.

OBJECTIF PÉDAGOGIQUE

N° 201 : Évaluation de la gravité et recherche des complications précoces chez un traumatisé craniofacial.

DIFFICULTÉ

2/3

CAS CLINIQUE N° 54

Un patient de 19 ans vous consulte en urgence à la suite d'un traumatisme orbitaire gauche survenu au cours d'un match de football.

Il n'a pas perdu connaissance. Il a ressenti une douleur très vive mais brève au niveau de l'œil gauche. Il se plaint depuis de voir double. Il rapporte également un écoulement nasal sanguinolent qui l'a conduit à se moucher, ce qui a fait gonfler sa paupière inférieure gauche.

Il a comme seul antécédent une intervention dans la petite enfance pour hernie inguinale droite et une appendicectomie à l'âge de 8 ans.

Questions

QUESTION N° 1

Comment interprétez-vous les signes cliniques rapportés par le patient ? Quel diagnostic évoquez-vous d'emblée ?

QUESTION N° 2

Quels signes cliniques recherchez-vous pour étayer ce diagnostic ?

QUESTION N° 3

Quels sont les signes cliniques dont l'absence vous fait dire qu'il ne s'agit pas d'une fracture de l'os zygomatique (os molaire) ?

QUESTION N° 4

Les radiographies simples étant peu informatives, vous faites réaliser un scanner, qui montre l'image ci-dessous. Quelles informations vous apporte-t-elle ? Qu'en concluez-vous ?

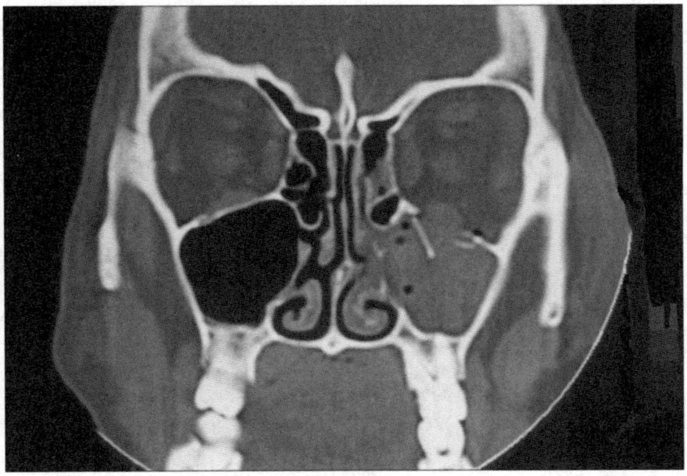

QUESTION N° 5

Quels sont les examens ophtalmologiques complémentaires à réaliser ?

QUESTION N° 6

Quel traitement proposez-vous et dans quel délai ?

QUESTION N° 7

En l'absence de traitement, quelles sont les séquelles prévisibles ?

QUESTION N° 8

Quelles sont les complications oculaires possibles ?

Réponses

QUESTION N° 1 — **15** *points*

Vision double : diplopie	3
Écoulement nasal sanguinolent : épistaxis	3
Gonflement de la paupière inférieure gauche lorsqu'il s'est mouché : emphysème sous-cutané	3
Diagnostic probable : fracture du plancher de l'orbite gauche	6

QUESTION N° 2 — **15** *points*

Limitation de l'élévation de l'œil gauche	5
Énophtalmie	5
Hypoesthésie sous-orbitaire	5

QUESTION N° 3 — **16** *points*

Absence d'effacement de la pommette	6
Absence de trismus	6
Absence d'abaissement du canthus externe	2
Absence d'inversion de l'obliquité des plis palpébraux externes	2

QUESTION N° 4 — **9** *points*

La coupe frontale montre : bascule d'un fragment du plancher dans le sinus maxillaire gauche	3
Probable image d'incarcération du droit inférieur et de la graisse périorbitaire	3
Conclusion : il s'agit bien d'une fracture du plancher de l'orbite gauche	3

QUESTION N° 5 — **12** *points*

Fond d'œil après dilatation pupillaire	4
Acuité visuelle corrigée	4
Test cardimétrique de Lancaster	4

QUESTION N° 6 — **10** *points*

Traitement chirurgical sous anesthésie générale : libération de l'incarcération musculograisseuse dans le plancher	4
Réduction de la fracture avec reconstruction du plancher	3
Rapidement dans les jours qui suivent	3

QUESTION N° 7 **8 *points***

Énophtalmie séquellaire	4
Diplopie séquellaire	4

QUESTION N° 8 **15 *points***

Décollement de rétine	3
Luxation ou subluxation du cristallin	3
Cataracte post-traumatique	3
Mydriase aréflective avec rupture du sphincter	3
Glaucome post-traumatique	3

RÉFÉRENCE

Collège hospitalo-universitaire français de chirurgie maxillofaciale et stomatologie. Lebeau J, coord. **Traumatologie maxillofaciale.** *In :* Chirurgie maxillofaciale et stomatologie pour le 2e cycle des études médicales. 2e édition. Paris : Elsevier SAS, 2011.

OBJECTIF PÉDAGOGIQUE

N° 201 : Évaluation de la gravité et recherche des complications précoces chez un traumatisé craniofacial.

DIFFICULTÉ

2/3

CAS CLINIQUE N° 55

Vous êtes amené à voir en consultation un nouveau-né de 15 jours dont la lèvre et le palais revêtent les aspects ci-dessous *(voir la photographie en couleur au verso de la couverture).*

Il s'agit du premier enfant d'un couple sans antécédent particulier. La grossesse s'est bien passée, de même que l'accouchement à terme par voie naturelle.

Sa maman est inquiète car elle n'arrive pas à l'allaiter. Elle a essayé, sans plus de succès, de le nourrir au biberon et il n'a toujours pas repris son poids de naissance.

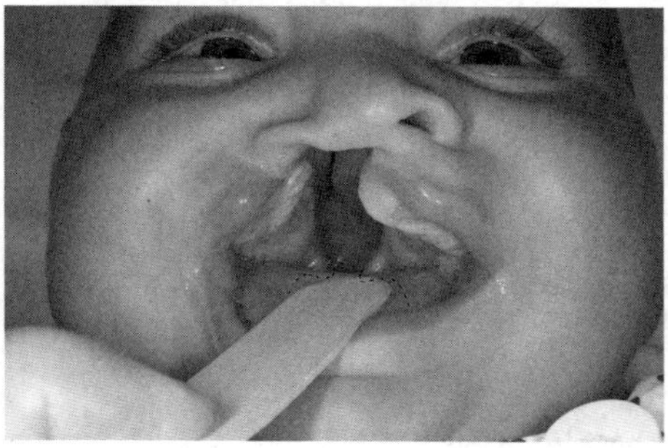

Questions

QUESTION N° 1

Quel diagnostic portez-vous ? Pourquoi ?

QUESTION N° 2

Quelle en est la pathogénie ?

QUESTION N° 3

Quelles sont les conséquences fonctionnelles immédiates de cette situation ?

QUESTION N° 4

Quels conseils concernant l'alimentation donnez-vous à ses parents ?

QUESTION N° 5

Même avec un traitement chirurgical bien conduit, quels sont les risques dentomaxillaires ?

QUESTION N° 6

À côté des différentes interventions chirurgicales nécessaires, quels sont les traitements complémentaires dont cet enfant aura très vraisemblablement besoin et pourquoi ?

QUESTION N° 7

Ses parents aimeraient savoir quelle est l'étiologie de cette pathologie, sa fréquence et le risque de survenue d'une pathologie identique en cas de deuxième grossesse. Que leur dites-vous ?

Réponses

QUESTION N° 1 — 16 *points*

Fente totale unilatérale droite des **palais primaire et secondaire,** 5
car le côté gauche est normal 2

À droite, la continuité des structures de part et d'autre du canal palatin antérieur est totalement interrompue : 4
- en avant du canal palatin antérieur, la lèvre, l'arcade alvéolaire et le seuil narinaire correspondant au palais primaire 3
- en arrière du canal palatin antérieur, le palais osseux, le voile correspondant au palais secondaire 2

QUESTION N° 2 — 18 *points*

La fente du palais primaire est due :
- à un défaut de soudure des bourgeons nasaux internes, d'une part, et nasaux externes et maxillaires, d'autre part 5
- entre la quatrième et la sixième semaine du développement embryonnaire 2

La fente du palais secondaire est due :
- à un défaut de soudure des processus palatins des bourgeons maxillaires 5
- entre la sixième et la huitième semaine du développement embryonnaire 2

Ces absences de fusion des bourgeons sont dues :
- à un défaut d'apoptose 2
- qui aboutit à la persistance du revêtement ectodermique des bourgeons faciaux mésodermiques 2

QUESTION N° 3 — 9 *points*

Pas de trouble respiratoire 3

Pas de trouble de la déglutition 3

Mais **tétée inefficace**, l'enfant ne parvenant pas à aspirer du fait de la communication entre cavité buccale et fosses nasales 3

QUESTION N° 4 — 18 *points*

L'alimentation au sein est impossible 5

Il faut recourir à un biberon, ... 5

en utilisant une tétine deuxième âge vitesse II ou III 3

L'enfant doit être en position assise pour absorber moins d'air 2

Il faut accepter qu'il fasse plus de repas qu'un enfant du même âge car il se fatigue rapidement 1

Il faut éviter que les repas dépassent 30 à 40 minutes 1

Il faut éviter d'ajouter au lait des épaississeurs car l'enfant a alors encore plus de peine à téter 1

QUESTION N° 5 **12 points**

Absence d'incisive latérale du côté de la fente	4
Ou anomalie morphologique ou topographique de celle-ci	4
Trouble de croissance maxillaire aboutissant à une rétromaxillie	4

QUESTION N° 6 **12 points**

Rééducation orthophonique du fait du risque d'insuffisance vélaire	4
Traitement orthodontique pour aligner les dents maxillaires et maintenir, lorsqu'elle est absente, l'espace dévolu à l'incisive latérale du côté de la fente	4
Rehabilitation dentoprothétique si l'incisive latérale est malformée ou absente	4

QUESTION N° 7 **15 points**

Étiologie inconnue	5
Fréquence : 1,5 pour 1 000 naissances	5
Le risque pour un même couple d'avoir un deuxième enfant atteint de fente est de 4 %	5

RÉFÉRENCE

Collège hospitalo-universitaire français de chirurgie maxillofaciale et stomatologie. Lebeau J, coord. **Développement buccodentaire et anomalies.** *In :* Chirurgie maxillofaciale et stomatologie pour le 2e cycle des études médicales. 2e édition. Paris : Elsevier SAS, 2011.

OBJECTIF PÉDAGOGIQUE

N° 35 : Développement buccodentaire et anomalies.

DIFFICULTÉ

3/3

ORL – OPHTALMOLOGIE – CHIRURGIE MAXILLOFACIALE ET STOMATOLOGIE

55 CAS CLINIQUES

Les cas cliniques ont été volontairement placés dans un ordre aléatoire.

Mise en page : Intégra

Achevé d'imprimé en août 2012
Par l'imprimerie Ten Brink
Dépôt légal : septembre 2012

Imprimé aux Pays-Bas